HANKA RACKWITZ mit Christoph Straßer

Von einer, die auszog, das Fürchten zu verlernen

Wie ich meine Zwänge,
Ängste und Neurosen besiegte

HANKA RACKWITZ

mit Christoph Straßer

Von einer, die auszog, das Fürchten zu verlernen

Geschichten aus der Anstalt

Wie ich meine Zwänge, Ängste und Neurosen besiegte

mvgverlag

Bibliografische Information der Deutschen Nationalbibliothek
Die Deutsche Nationalbibliothek verzeichnet diese Publikation in der Deutschen Nationalbibliografie.
Detaillierte bibliografische Daten sind im Internet über http://dnb.d-nb.de abrufbar.

Für Fragen und Anregungen:
info@mvg-verlag.de

Originalausgabe
1. Auflage 2018

Nymphenburger Straße 86
D-80636 München
Tel.: 089 651285-0
Fax: 089 652096

Umschlaggestaltung: Manuela Amode
Umschlagabbildung: SKY2015/shutterstock
Porträt der Autorin: Nils Schwarz
Satz: ZeroSoft, Timisoara
Druck: GGP Media GmbH, Pößneck
Printed in Germany

ISBN Print 978-3-86882-910-5
ISBN E-Book (PDF) 978-3-96121-180-7
ISBN E-Book (EPUB, Mobi) 978-3-96121-181-4

INHALT

TEIL 2: ... das Fürchten ...

TEIL 3: ... zu verlernen

DANKSAGUNG

DANKE an alle, die mir bei der Entstehung dieses Buches mit Rat und Tat zur Seite standen:
Danke lieber Prof. Voderholzer
Danke lieber Dr. Koch
Danke lieber Dr. Metzner
Danke meine liebe Schwester Antje
Danke lieber Co-Autor Christoph
Danke lieber Priester :-)
Und ganz herzlichen Dank an meine liebe Mami, die sich die ganze Zeit über mit Hingabe um meine geliebten Kätzchen gekümmert hat.

Mein besonderer Dank geht an Nicole und das *stern TV*-Team.

Vorwort

KLAPPE, DIE ZWEITE

Oder: Von einer, die auszog, das Fürchten zu verlernen

Lieber Leser,

es ist kaum zu glauben, nun sitze ich doch schon wieder hier und schreibe tatsächlich ein zweites Buch. Dabei war ich schon beim ersten Buch, *Ich tick nicht richtig,* mega unsicher, ob das überhaupt jemand lesen würde. Doch ihr alle wart so nett, interessiert und verständnisvoll, dass ich nach diesem achterbahngleichen Jahr voll spannender Erlebnisse und super wertvollen Erfahrungen den Mut und die Kraft gefunden habe, mich an den Schreibtisch zu setzen und nochmal loszulegen.

Also dann, hiermit erfolgt also der Startschuss für das zweite literarische Meisterwerk, mit dem noch Generationen nach uns ihre Möbel ausrichten und Öfen beheizen werden. Worauf ich mich wirklich und ohne jegliches Augenzwinkern freue, ist meine hoffentlich zweite Lesereise und damit natürlich auf euch.

Wenn ich heute das erste Buch durchschmökere, scheint es mir unfassbar, wie viel in der Zwischenzeit passiert ist. Irgendwie liegen scheinbar Welten zwischen diesem Buch, das ihr in den Händen haltet, und seinem Vorgänger. Vielleicht liegen die Welten auch daneben, darüber, darunter oder in welche Richtung auch immer Väterchen Zeit am Rad dreht.

Zeit ist eh relativ und mir somit ziemlich schnuppe, denn wichtig ist, dass es mir heute hier und jetzt um so vieles besser geht als noch vor einem Jahr. Der Psycho-Ballast ist in großen Bruchstücken von mir abgefallen, und meine Gedanken können wieder ein Stück weit fliegen. Mein Puppenköpfchen ist endlich wieder längerfristig fröhlich und voller Zuversicht. Warum das so ist und wie ich diesen Zustand nach einem abenteuerlichen, holprigen Weg erreichen konnte, erzähle ich in diesem Buch.

Dieses Jahr war wirklich dermaßen reich an verrückten Erlebnissen und wertvollen Erfahrungen, dass ich davon erzählen möchte. Ich werde mit dem Erzählen beim Dschungelcamp beginnen, denn schließlich brachte mein Dschungelaufenthalt die Diskussion über die Zwangskrankheit, Zwangsneurosen und Angststörungen nochmal richtig in Gang.

Ich werde Euch davon erzählen, welche wichtigen Schritte ich im Kampf gegen die Zwänge gegangen bin und wo diese mich letzten, GUTEN, Endes hinführten.

Es ist mir besonders wichtig, meine Erlebnisse, aber vor allem meine Erkenntnisse unbedingt mit Euch zu teilen, um noch mehr zu bewegen, noch mehr zu helfen. Die Hanka im ersten Buch hat alles versucht, um ihre Krankheit bestmöglich zu schildern und zu erklären, und durch die Berichte aus dem kräftezehrenden Alltag einer Zwangserkrankten dem betroffenen Leser Beispiel zu sein und womöglich Trost zu spenden. Heute aber kann ich noch mehr für Euch tun. Ich habe viel Gutes erfahren und viel gelernt, was uns unsere Dämonen nicht nur ertragen, sondern tatsächlich auch erfolgreich bekämpfen lässt. Egal, ob diese Dämonen Zwang, Angst, Burnout oder Depressionen heißen. Somit kann ich jetzt mehr tun als nur zu trösten. Ich kann jetzt wirklich dabei helfen, Wege in Richtung eines Lebens zu weisen, in dem es uns allen besser geht. Ich wusste, dass es möglich ist, den Weg zurück in die Freiheit zu finden! Ich erlebe es gerade am eigenen Leib!

Und so sitze ich nun hier am Schreibtisch in meinem Zimmer in der Psychosomatischen Klinik »Roseneck« in Prien, mit Aussicht auf den Chiemsee; dahinter die Alpen, in einer blauen Flickenjeans, mit Zöpfchen links und rechts, trinke einen leckeren Tee, der aus mir bisher ungeklärten Gründen *Die Sonne Asiens* heißt, und beginne jetzt mit unserer Geschichte.

Fangen wir am besten am Anfang an: Es war einmal ein Mädchen, das hatten fast alle gern. Es trug immer hübsche Gummistiefel, und so nannten es denn alle »Gummistiefelchen«. Eines Tages schickte RTL das Mädchen in einen tiefen, weit, weit, weit entfernten Wald, um dort nach Anweisungen etwas sadistisch angehauchter Redakteure dem Fernsehzuschauer Spaß und Unterhaltung zu liefern, und um sich mal kurz sowohl im wahrsten, wie auch im übertragenen Sinne nackig zu machen. Gemeinsam mit neun anderen Irre-Geleiteten wurde es verdonnert, fragwürdige Abenteuer zu bestehen und nach Möglichkeit in Würde zu überleben. Dem Gewinner winkten Thron und Krone, zu denen jedoch weder das – zumindest halbe – Königreich noch Macht, Reichtum oder Untertanen gehörten. Vielmehr bestand die Krone aus Gestrüpp auf der Rübe...

Teil 1

Von einer, die auszog …

1. Kapitel

DSCHUNGELBUCH TEIL 1

Oder: Einmal Dschungel und zurück

Da draußen war die Welt weiß, glitzernd und funkelnd. Frau Holle machte offenbar Überstunden und schüttelte ihre Betten, was das Zeug hielt. Sicher ziemlich anstrengend, schoss es mir durch den Kopf. Auf der anderen Seite: Dieses Bettzeugschütteln war bestimmt sehr gut gegen den berüchtigten Winke-Arm. Jedes Dach, jedes Auto, jeder Briefkasten und sogar jeder einzelne Zaunpfahl hatte inzwischen eine hübsche weiße Flauschmütze auf. Die Straßenlaternen schienen tapfer gegen den Schnee an und hüllten die Szene so gut es ging in ein behagliches gelbes Licht. Der Leuchtstern im Kirchturm versuchte mutig mitzuhalten.

Schnee macht die Welt immer so angenehm leise, dämpft jedes Geräusch und lässt die Zeit ein Stück anhalten. Ganz gleich, wie die Gegend vorher ausgesehen haben mag, sobald der erste Schnee gefallen ist, verwandelt sie sich in eine Bob-Ross-Postkartenidylle. Vor allem aber wirkte die Welt da draußen so wunderbar rein und sauber, sobald sie unter einer dichten Schneedecke lag. So sauber, dass sogar jemand wie ich sich dort mit einem Gefühl bewegen konnte, das entfernt an Entspannung erinnerte. Natürlich scannte ich trotzdem bei jedem Schritt den Boden, in so einem Fall allerdings nicht bei jedem einzelnen. Doch ich will nicht die Romantik zerstören, also flugs zurück in unsere malerische Postkarten-Winteridylle. Wo waren wir denn stehen geblieben? Ach ja, bei der heimeligen und verschneiten Winternacht.

Eigentlich war ich mit meinem dünnen Rollkragenpullover und der unvermeidlichen Trainingshose eindeutig zu dünn angezogen, doch zum Glück saß ich nicht mitten in der weißen Pracht, sondern befand mich hinter einem Fenster, an dem sogar noch Eisblumen blühten. Es handelte sich nämlich um die hübschen, etwas zugigen alten Holzfenster einer historischen Wassermühle. Die Mühle gehört meinem Schwager Jens, der so kühn gewesen war, meine geliebte Schwester Antje zu ehelichen. Beide lagen schon tief und fest schlafend in Morpheus Armen und schnarchten unter ihren dicken Federbetten, denn es war schon sehr spät in der Nacht, oder genauer gesagt: Es war bereits wieder früh. Ich beneidete die beiden, denn auch ich hätte zu gern meine müden Äugelein etwas ausgeruht, anstatt auf die menschenleere Straße vor dem Fenster zu starren, so wundervoll sie in diesem Moment auch aussehen mochte.

Väterchen Schlaf zog zwar bereits kräftig an meinen Augenlidern, sodass ich immer wieder versucht war, ihn gewähren zu lassen, aber ich wollte nicht, schließlich durfte ich den Moment der Ankunft nicht verpassen. Ich versuchte, mich dadurch wachzuhalten, dass ich sinnlos durch den Raum tigerte, aber mit jedem Schritt wurde auch das mulmige Gefühl in meiner Magengegend stärker. Worauf hatte ich mich da bloß eingelassen?

Zwischen den Fußbodendielen erkannte ich die glitzernden Überreste unserer Silvesterfeier, und die Schüsseln vom Buffet stapelten sich noch immer in der Küche. Ich mache immer viel zu viel, mehrere Fußballmannschaften könnten spontan zum

Essen vorbeikommen und es bliebe noch immer etwas für die Tupperware übrig. Die Silvesterfeier hatte also wieder einmal einer rauschenden Ballnacht geglichen, vorausgesetzt natürlich, man interpretiert Ballnächte so, dass alle um ein Raclette herumhocken und froh sind, wenn es endlich Mitternacht ist. Wann in meinem Leben war eigentlich der Moment gekommen, ab dem ich auf die Frage, was ich Silvester mache, stets mit »Raclette« oder »Fondue« antwortete? Na ja, auch ohne dieses Silvester war in den letzten Jahren in meinem Leben wirklich nicht viel los gewesen, und auch die Welt hatte ich kaum bereist. Umso krasser erschien mir nun das absurde Abenteuer, auf das ich mich nun aus freiem Willen eingelassen hatte.

Zu Hause, in meiner eigenen Wohnung, stapelten sich noch immer vorwurfsvoll die Geschenktüten, die noch nicht einmal ausgepackt waren. Meinen bisher noch dekorierten Weihnachtsbaum würde ich meinen heiß geliebten Kätzchen Pitti und Jacki überlassen, denn ich musste sie echt lange allein lassen. Beide sind Großmeister im Abschmücken, und somit kann ich ihnen voll und ganz vertrauen, dass sie ganze Arbeit leisten würden und sich ohne mich vielleicht nicht zu sehr langweilten. Glücklicherweise würde sich meine liebe Mutti um die beiden Kobolde kümmern. Irgendwie war jetzt zum Ende des Jahres hin alles sehr schnell gegangen.

Die Turmuhr schlug drei Mal: Gong, Gong, Gong ... da entdeckte ich am Ende der Straße eine beeindruckende schwarze Silhouette, die sich mit glühenden Augen ihren Weg durch das Schneegestöber bahnte. Augenblicklich wurde mir so schlecht, dass ich mir kaum zutraute, meinen großen Koffer die Treppe hinunter zu bugsieren. Jetzt war es so weit. Jetzt gab es kein Zurück mehr. Jetzt würde ich in ein weit, weit entferntes Land entführt werden, um dort äußerst fragwürdige Abenteuer zu erleben.

Die Silhouette hielt vor der Mühle, und auch wenn sie sich lediglich als Limousine entpuppte, wirkte sie auf mich dadurch nicht weniger bedrohlich. Bedrohlich und irgendwie auch völlig fehl am Platz in dieser weißen, ruhigen Schneelandschaft; ähnlich deplatziert wie Angela Merkel auf einem Scooter-Konzert

Antje und Jens waren nun doch noch einmal aus den Federn gehüpft und drückten mich bereits, was das Zeug hielt. Obwohl ich, beeinträchtigt durch meinen Zwang, kein eingeschriebener Fan von Körperkontakt bin, ließ ich diese Geste jetzt sehr gern zu, denn ich verspürte spontan den unbändigen Wunsch, weit weg zu rennen, um mich irgendwo auf der Welt zu verstecken. Am liebsten in einem schnell selbstgebauten Iglu. Diesen Drang verspürte ich bereits seit etwa zwei Wochen, aber in diesem Moment flammte er noch einmal mit Macht auf. Doch ich lief nicht weg.

Während der gut gekleidete Fahrer der Limousine mir freundlich und doch leicht fordernd die Wagentür aufhielt, rasten meine Gedanken. Was hatte ich mir nur dabei gedacht? Seit Jahrzehnten schon versagte ich im Kampf gegen meine Zwänge, und jetzt sollte mir ganz Deutschland auch noch allabendlich dabei zusehen können! Das würde nicht gut für mich ausgehen, das *konnte* nicht gut für mich ausgehen! Haste wieder prima gemacht, Hanka …

Limousine und Fahrer interessierten sich nicht für meine Sorgen, und so setzten wir uns langsam in Bewegung. Mein Zuhause verschwand in der Dunkelheit. In den Häusern, an denen wir vorbeiglitten, gingen die ersten Lichter an, Menschen tranken Kaffee, gingen zur Arbeit, brachten ihre Kinder in den Kindergarten und freuten sich jetzt schon auf den Feierabend.

Irgendwie fühlte ich mich in diesem Moment extrem einsam.

Warum führte ich nur so ein seltsames Leben?

Ich flog mitten im Januar nach Australien ins Dschungelcamp.

2. Kapitel

DIE FRAGE NACH DEM *WARUM*

Oder: Wie kann jemand, der behauptet, unter Kontaminationsangst und Waschzwang zu leiden, in den Dschungel ziehen?

Meine Teilnahme am Projekt Dschungelcamp wurde von den Menschen, die um meine diversen Ängste wussten, von Anfang an extrem kritisch beäugt, womit ich auch gerechnet hatte. Ich wusste, dass ich die Zweifler und Untersteller damit wieder auf den Plan rufen würde. Es ist mir an dieser Stelle ein wichtiges Anliegen zu betonen, dass das für mich okay ist und ich das Unverständnis der Leute zum Teil sehr gut nachvollziehen kann. Zwänge haben nun mal ihre eigene absurde Logik, die nur für den Betroffenen verständlich und gültig ist. Mit Vernunft und normalen Herangehensweisen hat die bizarre Zwangslogik nichts zu tun. Somit ist es schier unmöglich, Außenstehenden meinen privaten Horrorfilm und seine für mich geltenden Regeln und Notwendigkeiten zu erläutern. Und ihr könnt mir glauben, ihr wollt das auch nicht unbedingt wissen, denn es kann mitunter passieren, dass man als sensibler Zuhörer, teilweise ein Stück weit in den Zwang oder in die Angststörung mit hineingezogen wird. Ist man jedoch ein Mensch mit einer harten Schale, wird man lediglich abwinken und mit der Bemerkung »Was für ein Schwachsinn!« abdampfen.

Noch vor einiger Zeit habe ich verzweifelt versucht, mich den Menschen mitzuteilen und ihnen zu erklären, was bei mir los ist; in der Hoffnung, auf Verständnis und Anteilnahme zu stoßen. Leider mit wenig Erfolg. Vermutlich, weil ich von außen betrachtet einen ganz lebenstüchtigen und munteren Eindruck mache. Also habe ich es aufgegeben, mit meinen Störungen und Ängsten hausieren zu gehen, denn das kann echt frustrierend sein. Und da Menschen, die unter Zwängen und Ängsten leiden, stark zu Depressionen neigen, sollten zusätzliche Frusterlebnisse weiträumig umfahren werden.

So freue ich mich, wenn ich jemandem begegne, der in das Thema involviert ist oder daran Interesse zeigt, und verstehe die Menschen, die es sich überhaupt nicht vorstellen können, und belästige diese dann auch nicht weiter mit dem Thema. Bitter wird es nur dann für mich, wenn mir dann niedere Instinkte unterstellt werden, wie zum Beispiel die offen ausgesprochene Vermutung, dass ich mir das alles sowieso nur ausdenke, um damit mal wieder eine Pressemitteilung zu erhaschen oder endlich Millionen mit meinem Buch zu verdienen.

Wie unendlich verrückt und krass wäre das denn, wenn ich all das Leid auf mich nähme, wo doch nackte Titten oder private peinliche Rosenkriege ausreichen würden, um einen ähnlichen Effekt zu erzielen? Warum sollte ich mir so etwas Kompliziertes, Absurdes ausdenken, das mich in weiten Teilen der Bevölkerung sogar ein wenig zum Gespött macht? Na ja, egal, wir leben in einem freien Land und jeder hat glücklicherweise ein Recht auf seine eigene Meinung.

Angemerkt sei an dieser Stelle noch recht leidenschaftslos und neutral wie die Schweiz, dass man, wenn man nicht gerade über den jüngsten Spross der Familie Potter schreibt, mit dieser Art Bücher nicht allzu viel Geld verdient. Das ist einfach ein hartnäckiger Irrglaube.

Abgesehen davon bemerke ich gerade, wo ich mich doch nicht mehr verteidigen wollte, dass ich genau das schon wieder tue. Nun ja, es hat sich eben mit den Jahren auch ein beachtlicher Berg Frust aufgebaut. Aber ich gelobe feierlich, ihn nicht an dir, lieber Leser, auszulassen.

Meine Zwänge haben mich in all den Jahren sehr einsam gemacht, und ich lebte ein sehr zurückgezogenes Leben. Fast könnte man es auch Verstecken nennen, denn ich hatte mir in meiner Wohnung im Wasserschlösschen ein kleines Idyll geschaffen, in dem ich mich so leidlich sicher fühlte. Ich baute mir meine Märchenwelt, widdewiddewitt, wie sie mir gefällt. Auf diese Art und Weise zwang mich allerdings der Zwang zu einem Leben, das meiner eigentlichen Persönlichkeit diametral entgegensteht. Die ist nämlich abenteuerlustig und bunt. Dadurch ist mit der Zeit ein absolutes Missverhältnis entstanden zwischen den Aktion-Ansprüchen der gesunden Hanka und dem Rückzugswillen der psychisch kranken Hanka. Glücklicherweise forderte die gesunde Hanka auch nach fast 30 Jahren der Zwänge noch immer gelegentlich ihre Existenzberechtigung ein.

Aus diesem Grund bestand mein Leben fast ausschließlich aus Extremsituationen, entweder extremer Einsamkeit oder aus extremen, ja sogar oft auch absurden Erlebnissen. Bloß kein Alltag, keine Konstanten, keine Ausgeglichenheit, keine Struktur, keine Beständigkeit, keine Regelmäßigkeit. Und somit eben nichts, was gut für meine Seele und hilfreich für mein Leiden gewesen wäre. Wege, die ich regelmäßig fahren musste, machten mir von jeher Angst, sodass ich oft riesige Umwege in Kauf nahm, nur um nicht immer dasselbe zu sehen. Doch ich glaube, ich schweife schon wieder ab. Also, warum wollte ausgerechnet ich ins Dschungelcamp?

Irgendwie fühle ich immer, an welchen TV-Projekten ich noch teilnehmen werde, und beim Dschungelcamp war ich mir irgendwie von jeher sicher, dass auch ich da irgendwann zu bestaunen sein werde. Seit Jahren bin ich bekennender Fan dieser Sendung. Überhaupt ziehe ich mir als Fernseh-Junkie selbstzerstörerisch die beklopptesten TV-Formate mit Leidenschaft rein und schäme mich auch nicht dafür. Ja, ich gucke Schwachsinn im TV, und das seit 38 Jahren (hüstel ...). Bis jetzt konnte ich nur wenige Nebenwirkungen an mir feststellen. Ich finde, man kann durchaus beides: gute Bücher lesen und amüsanten Schwachsinn gucken. Schließlich sind das ja auch die Facetten unseres Lebens. Oh, wie habe ich Tränen gelacht, als Costa Cordalis zum hundertsten Mal am Lagerfeuer ein und dasselbe Lied gesungen hat, um nochmal groß rauszukommen, sich Helena Fürst nach Leibeskräften unbeliebt gemacht hat und Peter Bond seiner Profilneurose nachjagte.

Die spitzzüngigen Kommentare von Dirk Bach und Sonja Zietlow und ihrem späteren Kollegen Daniel Hartwich noch als Lach-Topping obenauf – einfach köstlich. Das versüßt uns einfach den trüben Januar, und das ist doch meines Erachtens eine gute Sache, selbst wenn uns Medienpädagogen seit Jahren vom Gegenteil überzeugen wollen.

Da wollte ich immer schon dabei sein, war mir aber durchaus der Tatsache bewusst, dass man mich wohl kaum nehmen würde. Also bitte jetzt nicht falsch verstehen, ich erstarrte nicht vor Ehrfurcht vor den Helden der TV-Landschaft, die wie eine fehlgeleitete Herde karrieresüchtiger Schäfchen ins Dschungelcamp gepfercht wurde. Natürlich waren das oft leicht verkrachte Existenzen oder eben von Geld und medialer Aufmerksamkeit motivierte X-, Y- oder Z-Promis. Obwohl einige tatsächliche Stars das Ganze stets veredelten.

Trotzdem war ich natürlich Realist genug, um einzusehen, dass ich zu sehr »Quark im Kühlschrank« war, um interessant genug für den Dschungel zu sein. Okay, ich war dereinst fleißig bei *mieten, kaufen, wohnen* aufgetreten und war auch schon mal bei *Big Brother* zu sehen, aber alles in allem schätzte ich mich als einfach nicht quotenträchtig genug ein, um ins Dschungelcamp ziehen zu dürfen. Da ich mich allerdings selten von einer Sache abhalten lasse, die ich wirklich will, ignorierte ich diesen Umstand und bewarb mich trotzdem. Schließlich habe ich mit eigenen Augen schon Pferde kotzen sehen. Umso perplexer war ich, als man mich anrief und mir mitteilte, dass ich als Bewohner des Dschungelcamps 2017 tatsächlich infrage käme.

Ernsthaft? Ich?

Natürlich war ich auch erschrocken. Au weia! Jetzt soll ich da wohl wirklich hin?! Auf der anderen Seite lockte natürlich extrem das Abenteuer. Wow, Hanka in Australien! Und das, obwohl ich doch seit fast zehn Jahren meine Couch gegen eventuelle Eindringlinge verteidigte und mir die Fahrt in die Drogerie im Nachbarort schon als Ausflug erschien. Und das viele Geld noch obenauf!

mieten, kaufen, wohnen hatte man zu dieser Zeit bereits abgesetzt, und ich bewegte mich finanziell mal wieder auf dem Zahnfleisch fort. Für die Gage, die man mir anbot, müssen ganz viele Menschen mindestens ein Jahr lang arbeiten. Und ich sollte es dafür bekommen, sinnlos an einem Lagerfeuer zu hocken. Meine Strategie hatte ich mir vorher zurechtgelegt: Ich würde da reingehen und wegen meiner Probleme und Sonderlösungen für Essen und Klo wahrscheinlich sowieso als Erste rausfliegen. Und bei den Dschungelprüfungen lehne ich bei Nicht-Behagen einfach ab.

Somit ging ich frohen Mutes in die zweite Castingrunde, die aus einem persönlichen Gespräch mit einer beeindruckend coolen Producerin bestand. Als dann Ende April mein Telefon bimmelte und mir ihre freundliche Stimme mitteilte: »Hanka, Du bist dabei«, rollte ich vor Freude fast von der Couch. Hurra, ein Abenteuer, endlich wieder ein Abenteuer! Für kurze Zeit würde ich mal wieder der Illusion erliegen dürfen, in meinem Leben ginge es voran, ich hätte Freunde und sagte der Einsamkeit Ade. Zusätzlich das viele Geld und was ich mir endlich alles mal wieder leisten könnte, denn den Umstand, dass das Ganze ja noch versteuert werden musste und man als »freischaffende Künstlerin« davon ja auch ungünstigenfalls lange Zeit leben musste, verdrängte ich erfolgreich.

Ich musste gerade aus meiner alten Wohnung im Wasserschloss ausziehen und in die Wohnung eine Etage höher ziehen, da sich mein kleines Idyll langsam in meine persönliche Hölle verwandelt hatte. Ich hatte zu 85 Prozent Angst vor ihr und durfte weder mit den Türrahmen noch den Türblättern in Berührung kommen. Die Klinken und Schalter bediente ich unter Einbezug der kuriosesten Hilfsmittel, und so lebte ich nur noch im acht Quadratmeter großen Wintergarten. Leider konnte ich wegen meiner Angststörung weder Teelöffel noch Nähnadel mit in meine neue Wohnung darüber nehmen, da sonst das komplette Angstpaket mit in die neue, noch angstfreie Wohnung eingezogen wäre. Somit musste ich mich zu diesem Zeitpunkt komplett neu einrichten und konnte die Gage daher echt gut gebrauchen.

Trotz meiner Freude überlegte ich natürlich auch, weshalb man mich als doch eher unbekannte TV-Protagonistin auserkoren hatte, an der Dschungelgeschichte teilzunehmen. Schließlich kam mir die Erleuchtung. Man hatte mich nicht *trotz* meiner psychischen Erkrankung ausgewählt, sondern unter anderem gerade *deswegen*! Natürlich wusste man von meinem Buch, das im folgenden Frühjahr erscheinen sollte, begleitet von einem Auftritt bei *stern TV*, also versprach man sich von mir, oder genauer gesagt: von meinen Macken, Störungen und Schrullen, gute Fernsehunterhaltung. Das konnte man dem Sender nicht vorwerfen, schließlich lebt gerade dieses Format von den Eigenheiten der Menschen, dennoch fand ich diese plötzliche Erkenntnis echt niederschmetternd. Mir wurde klar, was mir von Anfang an hätte klar sein müssen: Ich sollte mein verwirrtes Köpfchen für eine gute Quote hinhalten. Augen auf bei der Berufswahl, sage ich da nur ...

Im Nachhinein weiß ich gar nicht mehr so richtig, wie das Thema Hanka und Zwangsstörung überhaupt an die Öffentlichkeit gekommen war. Ich glaube, es war 2015, als es den Zuschauern von *mieten, kaufen, wohnen* verdächtig vorkam, dass ich meinen Kunden nie die Hand gab. Um das zu rechtfertigen, verwies ich in der Öffentlichkeit auf meine psychische Störung, und da die Klatschsendung *Prominent!* gerade im Sommerloch dahinvegetierte, wurde ein Beitrag über mich und mein Leiden produziert. Ab da wurde das Ganze irgendwie zu einer Art Selbstläufer. Viele, viele Betroffene meldeten sich beim Sender zu diesem Thema, und das Potential der Thematik wurde von den Mediendetektiven mit Adleraugen erkannt. So meldete sich mein lieber Verlag und regte mich dazu an, doch ein Büchlein zu dieser Thematik zu verfassen, was ich auch gern tat. Das Buch wurde dann wahrscheinlich von den Dschungelprofis in der Verlagsvorschau entdeckt. Die nahmen mich gleich unter Vertrag und schwuppdiwupp, lag ich in Australien auf der Pritsche. Beinahe der klassische Werdegang eines Dschungelkandidaten.

Als eine Therapiemöglichkeit hinsichtlich meiner Zwangsstörung habe ich den Dschungel eigentlich zu keinem Zeitpunkt betrachtet, dafür kenne ich meine Zwänge zu gut. Natürlich bestand eine minimale Hoffnung, dass ein Wunder geschieht, aber diese war wirklich sehr gering. Ich wusste, dass meine Zwänge, wenn ich zum Beispiel im Urlaub war, auch in den ersten Tagen Pause machten. So lange neue Eindrücke auf mich einprasselten, traten sie lauernd in den Hintergrund und machten kurzzeitig Platz für Adrenalin, Neugierde und Begeisterung. Sobald sich allerdings wieder eine gewisse Routine einstellte und die Dinge um mich herum wieder eine Geschichte bekamen, feierten sie ihr Comeback.

Um an dieser Stelle ein Beispiel zu geben: Kam ich in ein frisches Hotelzimmer, war mein Angstpegel relativ gering. Natürlich checkte ich gründlich die Bettwäsche nach Pünktchen oder ähnlichen Dingen ab und warf einen vorsichtigen Blick in das Badezimmer. War das alles okay, kam ich kurzzeitig einigermaßen zurecht. Sobald sich dann allerdings die Erlebnisse im Zimmer sammelten, der Kellner kam mit Straßenschuhen rein, meine Kofferunterseite mit den Rollen streifte den Stuhl, die Hose, mit der ich im Restaurant auf dem Sessel mit der Verfärbung gesessen hatte, lag auf der rechten Bettseite, umso enger wurde mein Sicherheitsbereich im Zimmer. Genauso war es auch im Camp, anfangs war alles relativ paletti, später wurde der Raum immer enger und enger, und Kontaminationsangst mit Waschzwang und der Fragezwang traten wieder auf den Plan.

Bei meinem Fragezwang geht es darum, sich bestimmte Dinge immer wieder bestätigen zu lassen – allerdings reicht es nicht, dass jemand sagt: »Das ist zu 95 Prozent sicher.« Es müssen 100 Prozent sein, sonst frage und frage und frage ich immer weiter.

Ich bin Profi genug, um vieles verstecken zu können und um zu tricksen, was das Zeug hält. In puncto Dschungelcamp war ich mir allerdings auch durchaus der Tatsache bewusst, dass zahlreiche versteckte Kameras einfach alles sehen, und ich somit dieses Mal wahrscheinlich nicht allzu weit mit meiner Taktik kommen würde. Gerade das Thema »Wie gehe ich aufs Klo?« bereitete mir die meisten Kopfschmerzen, aber auch hier hatte ich einen hoffentlich funktionierenden Plan parat. Von diesem berichte ich später noch. Seit Jahrzehnten nutzte ich meine ganze Kreativität dafür, mich irgendwie durchzumogeln und mein Leben trotz der Zwänge einigermaßen zu leben. Mein Credo war: Begib dich erst mal in die Situation, dann wird dir schon irgendeine Lösung einfallen. Und jetzt sollte mich diese Taktik erneut retten.

Das waren also meine Beweggründe, an dem großen Abenteuer Dschungel mitzuwirken. Ich hoffe, sie sind einigermaßen nachvollziehbar ... So oder so:

Es ist an der Zeit, sich jetzt mit Schwung ins Dschungel-Abenteuer zu stürzen.

3. Kapitel

HÖHENFLÜGE INS LAND DER KÄNGURUS

Oder: Flugangst war ihr kleinstes Problem

Ich fliege wirklich ungern. Irgendwie bilde ich mir ein, dass die Überlebenschancen bei Transportmitteln, die sich auf dem Land oder zu Wasser bewegen, deutlich besser sind als in einem tonnenschweren Stahlkoloss, der womöglich unrettbar und in einem Affenzahn auf die Erde herabstürzt. Daher greife ich, wann immer es irgendwie möglich ist, zu anderen Verkehrsmitteln, um an mein Ziel zu gelangen. Egal wie viele Erste-Klasse-Flüge man mir anbietet, ich lehne kategorisch ab und verbringe lieber Stunden auf verschiedensten Autobahnen, bevor ich mich in ein Flugzeug setze.

Auch hier war mein Zwang der Logistiker, da ich bei längeren Fahrten in öffentlichen Verkehrsmitteln das alte WC-Problem hatte. Ich mied seit Jahren öffentliche Toiletten oder Räume, in denen man seine Armlehne mit seinem Sitznachbarn teilen musste. Nun ist es leider technisch schwer umsetzbar, Australien ausschließlich über das Festland erreichen zu wollen, denn allerspätestens in Malaysia ist dann Schluss, wenn man nicht wie James Bond von Q mit einem Amphibienauto ausgestattet worden ist. So hüpfte ich denn schlaftrunken und in immer noch mulmiger Stimmungslage auf meinen Sitz im Flieger von Leipzig nach Frankfurt. Man hatte uns eingebläut, dass eine Menge Pressevertreter unterwegs sein würden, um uns abzufangen und uns mit geschickten Fragen geheime, brandheiße Informationen zu entlocken. Also hier in Leipzig war niemand gewesen, kein einziger, sodass ich zwischenzeitlich schon überlegt hatte, die Passanten selber zu fragen, ob sie nicht ein Foto von mir machen wollten.

Hmm, vielleicht war ich bei *Versteckte Kamera* gelandet und die fliegen ohne mich ab?

Nach meiner Landung in Frankfurt verwarf ich diesen Gedanken, denn da standen sie dann brav aufgereiht und stürzten sich auf uns. Wobei »uns« eigentlich übertrieben ist, denn an diesem Tag waren lediglich Nicole Mieth und ich unterwegs nach Australien. Die Produktionsfirma legte die Flüge der Kandidaten stets zeitversetzt, und das aus zwei nachvollziehbaren Gründen: Erstens musste man sich nicht einen kompletten Satz neuer Stars besorgen, sollte der Flieger tatsächlich abstürzen, und zweitens ist es für die Authentizität der Sendung besser, wenn sich die zukünftigen Camper nicht schon auf dem Weg nach Australien lieben oder hassen gelernt haben. Alles soll frisch unter Einbezug des Zuschauers passieren. Völlig übermüdet und verwirrt stellte ich mich den Fragen der Journalisten.

»Hanka, wovor hast Du am meisten Angst im Dschungel?«

»Wie willst du so psychisch angeschlagen dort überleben?«

»Hast Du eine konkrete Strategie oder Taktik?«

»Warum begleitet Dich eigentlich keiner? Hast Du keine Freunde?«

Alles mehr oder weniger Fragen, die ich mir selbst noch nicht wirklich beantwortet hatte oder von denen ich die Antwort nicht kannte und die ich auch ganz bestimmt nicht morgens früh um acht mit Mikro vor der Nase gestellt bekommen wollte. Zum Glück schirmten uns unsere Betreuer schnell ab, sodass ich diesen Fragen zum Großteil ausweichen konnte.

Beim TV ist es oft so, dass dir bei größeren Formaten zu Beginn der Show persönliche Betreuer zur Verfügung stehen, die dir dann einfach jeden Stress und jede Sorge abnehmen. Hast du Hunger, kriegst du etwas Leckeres zu essen, hast du Durst, bekommst du Champagner, machst du dir Sorgen, wirst du getröstet, willst du schlafen, besorgt dir jemand eine Suite und ist die Sendung vorbei ... – kriegst Du einen Arschtritt. An diesem Morgen und mit diesem Hintergrundwissen nahm ich die Dienste der netten Maus allerdings nur allzu gern in Anspruch. Ab jetzt konnten mir Gatenummern und Koffer schnuppe sein und ich konnte kurz in den Diven-Status wechseln.

Mein Koffer wog auf dem Hinflug übrigens nur 14 statt der erlaubten 35 Kilogramm. Mein Zwang bedingte, dass ich nur sehr wenig Kleidung hatte, dazu von echt fragwürdiger Qualität und Preislage, da ich nie wusste, wovor ich wieder Angst bekommen würde und die Angst der Situation dann an der jeweiligen Kleidung hing, die mich aktuell durch den Tag begleitete. Deshalb konnte ich nur sehr preiswerte Kleidung kaufen, da ich viel wegwarf, denn Angst ist ein Gefühl und somit nicht auswaschbar, egal bei welcher Gradzahl. Ich freute mich also auf die Dschungeluniform, denn damit wäre zumindest mein Bekleidungsproblem gelöst.

Nun begann es also mal wieder: das Schein -Promi -Leben, das ich als alter Fernseh-Hase aus vollen Zügen zu genießen gedachte, schließlich war ich mir der Kurzlebigkeit dessen durchaus bewusst. Businesslounge und Erste-Klasse-Flug nach Singapur, ein Einzelsitzplatz am Fenster von der Größe einer Einraumwohnung in Londons Innenstadt und eine komfortable Liegestätte mit möglicher TV-Unterhaltung durch die aktuellen Kinohits. Dazu Champagner und lukullische Leckereien in Dauerschleife, wobei mir letztere allerdings relativ Banane waren, da ich nach vier Stunden Flug solche peinigenden Kopfschmerzen bekam, dass ich die restliche Flugzeit nach Singapur jammernd wie der Geist im Gruselfilm unter meiner hellblauen Bettdecke damit verbrachte, bei den elfengleichen, asiatischen Schönheiten, die sich um unseren Komfort kümmerten, abwechselnd Kopfschmerztabletten und Champagner zu bestellen. Später erfuhr ich dann, dass wohl der Schampus bei dieser Flughöhe die Ursache für mein Kopfhämmern gewesen war. Egal, ich bereute trotzdem nichts, denn das Zeug war umsonst – also rein damit in den Schädel.

Schade war auch, dass wir gegen die Sonne flogen, sodass wir uns die ganze Zeit durch stockfinstere Nacht bewegten. Diese Sachlage ließ den vorangegangenen Kampf um meinen schönen Fensterplatz sinnfrei erscheinen. *Hach, da kommt Hanka mal aus ihrer sächsischen Kleinstadt raus und fliegt über Russland, Indien, China, Korea – und nix sieht sie.* Ich schaute mir die Äuglein aus dem Kopf, doch mehr als ein paar winzige Lichter konnte ich nicht ausmachen.

Dem aufmerksamen Leser wird sich langsam, aber sicher die berechtigte Frage aufdrängen, wie ich mit meiner psychischen Beeinträchtigung es denn wohl mit der WC-Benutzung im Flugzeug handhabte. Unser Flugzeug war ein riesengroßer Airbus mit zahlreichen Toiletten, die von dem wunderhübschen Elfenvolk ständig hygienemäßig gewartet wurden. Natürlich blieb die Tatsache, dass es trotz allem eine öffentliche Toilette war, die ja nun auch noch von Männchen und Weibchen parallel genutzt wurde; was das Problem für mich noch größer machte. Dieses Problem löste ich so, wie es die meisten Frauen in jedem öffentlichen Verkehrsmittel machen: Ich versuchte, wie ein Seeadler auf Beutejagd über der Klobrille zu schweben und möglichst nirgendwo anzuecken.

Wer auch immer schon einmal in einer Flugzeugtoilette war, weiß, dass das schwieriger ist, als ein Zauberwürfel in vier Sekunden zu lösen. Diese Kabinen sind winzig klein, und ich konnte mich auch nirgendwo festhalten, da am Waschbecken im Flugzeug auch Zähne geputzt und ganz bestimmt auch das ein oder andere Genital geschrubbt worden war. Meine Fantasie schickte mir hier stets im Vorfeld die beeindruckendsten Bilder. Also verabschiedete ich mich innerlich nach dem dritten oder vierten Toilettenbesuch von meinem Reiseoutfit, das für mich dermaßen kontaminiert war, dass es unwiderruflich den Weg alles Irdischen gehen würde, sobald ich wieder festen Boden unter den Füßen hatte.

Und es wurde noch besser. In Folge einer etwas ungeschickten Drehung unter meiner blauen Decke im Flieger flog mir meine Lesebrille in hohem Bogen von der Nase und landete mit elegantem Schwung auf dem Fußboden. Damit war ihr Schicksal leider besiegelt. Sie war dadurch für mich sofort extrem kontaminiert, denn auf dem Fußboden laufen Schuhe. Schuhe waren für mich per Definition gefährlich, denn Schuhe treten in Spucke, auf Zigarettenkippen, leere Trinkbecher und sonstige außerordentlich gefährliche Tretminen. Das wiederum hatte zur Folge, da ich leider seit circa drei Jahren ein kleines bisschen kurzsichtig bin, dass ich während der Hälfte des Fluges die Untertitel der spannenden Hollywood-Streifen auf dem TV-Monitor in meiner Luxusklasse nicht mehr entziffern konnte. Zwar bot mir die Stewardess eine Ersatzbrille eines ehemaligen Passagiers an, der seine Lesebrille mal vergessen hatte, allerdings war das für mich in etwa so abwegig, als hätte sie mir angeboten, eine Brille aus glühendem Eisen aufzusetzen.

Mit den Stunden hatten sich so viele Angst- und Panikmomente an Hose, Slip und Pullover festgesetzt, dass ich mir sicher war, dieses Angstpaket niemals überwinden zu können, aber ich hatte ja keine andere Wahl. Augen zu und durch, die Devise lautete: »Irgendwie durchhalten ohne Panik«.

Im Laufe der Jahre hatte ich erfolgreich gelernt, die Panik quasi zeitlich aufzuschieben und in Angstmomenten gute Miene zum für mich bösen Spiel zu machen. Bei *mieten, kaufen, wohnen* zum Beispiel hätte es jeden Drehtag gesprengt, wenn ich bei den sogenannten Anlaufbildern zur Immobilie nicht in die Kamera gesehen, sondern den Boden nach jeder Art von Schmutz abgesucht hätte. Ein Vorgang, den ich inzwischen als »Scannen« bezeichne, weil er schlicht am besten zu der Genauigkeit passt, mit der ich den Boden in Augenschein nahm. Also lächelte ich freundlich in die Kamera, auch wenn ich innerlich vor Panik beinahe zersprang.

So etwas gelang mir allerdings nur (und auch dann nicht immer), wenn ich mir in Gedanken bereits die Reinigungszeremonien zurechtlege, die von mir zu Hause umgehend durchgeführt werden müssten.

Diese waren in der Regel:

- Schuhe mit Gummihandschuhen entsorgen,
- Socken entsorgen,

- Schüssel mit Desinfektionsmittel füllen und Fußbad darin nehmen,
- langsam bis mindestens 30 zählen, da der Desinfektionseffekt erst nach ungefähr 30 Sekunden eintritt,
- Hausschuhe, in denen ich bis zur Schüssel gelaufen bin, desinfizieren,
- Hausschuhe anziehen,
- Schüssel entsorgen,
- eventuell berührte Fußbodenstellen mit Desinfektionsmittel wischen und anschließend spontan entscheiden, ob jetzt der Schrubber zu entsorgen ist oder noch für den Hausflur verwendet werden kann.

Und das ist nur eine einzige winzige Begebenheit im Alltag, der sich dementsprechend anstrengend und angespannt gestaltete. Jede kleine Berührung mit dem Leben machte mir furchtbare Angst und löste, abhängig von der Situation, Panik aus. Den Flug konnte ich nur in »Vorfreude« auf meine Reinigungsrituale überstehen und die Panik in mir entsprechend verschieben. Ein echter Genuss war der Flug aus wohl leicht nachvollziehbaren Gründen nicht, – da halfen auch keine Praline und kein Champagner.

So landeten wir also in Singapur, und irgendwie schien da wieder die Sonne, denn dort war es früh am Tag, wieso auch immer. Ich bin nicht ganz blöd und habe zum Teil in der Schule geglänzt, aber manche Dinge sind für mich einfach nicht ganz nachvollziehbar. Dazu gehören Zeitzonen und die Zeitverschiebung. Aber schließlich muss man ja auch nicht alles begreifen.

Neugierig verließ ich das Flugzeug, denn ich wollte wissen, wie es in Singapur roch, wie sich die Luft anfühlte und wie sich

Flora und Fauna von der mir bekannten unterschied. Doch Pustekuchen, der Flughafen in Singapur war quasi hermetisch abgeschlossen und kein Kubikmillimeter Außenwelt war zu erhaschen. Zudem hatte ich es noch nie erlebt, dass ein Flughafen komplett mit Teppich, also tatsächlich mit Auslegeware, ausgestattet war. Ich war überrascht und fasziniert von der Entscheidung des wohl an absurder Geschmacksverirrung leidenden Innenausstatters, von Hygiene und Funktionalität einmal ganz abgesehen. Trotzdem saugte ich die neuen Eindrücke auf wie ein Schwamm. So viele faszinierende Menschen lagen auf dem Teppich und den Bänken und warteten zum Teil schlafend auf ihr Flugzeug. Darunter eine Hochzeitsgesellschaft mit bunten Blumen, einzigartigen Musikinstrumenten und von oben bis unten tätowiert oder mit Henna bemalt. Einen kleinen Vorgeschmack auf Australien bekam ich durch eine Gruppe Aborigines. Eine lebhafte Großfamilie, deren Mitglieder alle beeindruckend große Ringe durch Nase und Ohren und dazu knallenge, coole Levis-Jeans trugen, und die im Flughafen ein spontanes Picknick veranstalteten. Ich war hin und weg. Eindrücke über Eindrücke, und ich freute mich wie ein Kind, das alles erleben zu dürfen, sodass ich meine Zwänge schlichtweg für den Moment erst einmal vergaß. Es war einfach unfassbar. Hanka. An einem normalen Montagmorgen. In Singapur.

Im Souvenirladen, der neben allerhand entbehrlichen Klimbims auch finster hässliche Lesebrillen anbot (ich musste meine schließlich ersetzen), merkte ich dann, dass ich am Ende meiner Welt nun doch nicht mehr mit Euro zahlen konnte. Zum Glück erspähte ich eine nahegelegene Wechselstube, und tauschte mein Geld in Singapur-Dollar. Ich möchte anmerken, dass ich damit die wohl hübschesten Geldscheine ever in der Patschhand hielt. Teile der Geldscheine sind komplett durchsichtig, und kleine Vögel und Schmetterlinge umschwirren die Zahlen. Nur ungern tauschte ich diese hübschen Scheine gegen zwei hässliche Brillen, doch ich brauchte eine als Reserve, falls mir die dumme Brille während des nun auf mich wartenden neunstündigen Fluges wieder auf den Boden fliegen würde.

Die blöden Brillen kosteten mich umgerechnet fast 30 Euro, was mich dann doch wieder deprimierte. Diese Zwänge waren nämlich auch echt teuer, da ich ständig unsinnige Angst vor meiner persönlichen Habe bekam, und diese dann im schlimmsten Fall wegwerfen und neu erwerben musste. Dazu kamen noch die horrenden Kosten für Desinfektions-, Wasch- und Putzmittel. Um zum Beispiel Angst vor meiner Kleidung zu bekommen, konnte es schon reichen, wenn ein mir suspekter Mensch hinter mir die Nase schnaubte. Hatte ich in diesem Moment eine ungünstige Verschmelzung von Gedanken und dem Rotzgeräusch des mysteriösen Passanten, dann löste das in mir das lästige und unangenehme Gefühl der Angst aus. Diese hing dann an der Kleidung, die ich in diesem Moment anhatte. Fast fühlte ich den vermeintlichen Bakterien- und Keimstrom, der vom Schnaubenden auf meine gesamte Kleidung gestreut worden war, körperlich, was nicht nur schwer möglich ist, sondern dazu noch absoluter Schwachsinn. Dessen war ich mir stets bewusst, doch trotzdem klebte die Angst bereits an meiner Kleidung wie der Teer an der Pech-Marie und wollte nimmermehr abgehen. Ich schweife gerade etwas ab, aber vielleicht erhält man durch meine bizarr anmutenden Erläuterungen einen besseren Einblick in die Wahrnehmungslandschaft einer Zwangsgestörten.

Also dann, weiter im Text: Irgendwie ist es immer eigenartig, welches Bild man sich von bestimmten Dingen gemacht hat und wie diese sich dann in der Realität darstellen. Eine Reise nach Australien, oh, was hatte ich all die Jahre für einen Respekt vor diesem Mammut-Abenteuer. Sich zurechtfinden auf ausländischen riesengroßen Flughäfen, die Koffer in einer logistischen Meisterleistung von Flugzeug zu Flugzeug bugsieren, Anschlussflüge erwischen, Gates finden, mit der Sprache und Mentalität zurechtkommen – wie viele Hürden legen wir uns vorher oft gedanklich in den Weg, die uns schlussendlich oft davon abhalten, schöne und gute Dinge zu erleben. Dinge, die uns von uns selbst ablenken und uns in angenehmster Weise über unseren Tellerrand schauen lassen könnten.

Letzten Endes war aber alles fast kinderleicht. Um die Koffer brauchte ich mich überhaupt nicht mehr zu kümmern. Das übernahmen die Flugunternehmen von Frankfurt bis Brisbane in Australien. Die Flughäfen sehen fast überall auf der Welt ähnlich aus, und mit gebrochenem Englisch kommt man (außer in Frankreich) ganz gut über die Runden. Die Gates sind wirklich idiotensicher angeordnet, und die zeitlichen Abstände zwischen den Flügen in der Regel ausreichend großzügig. Nur die Zeitverschiebung und den langen Flug muss man aushalten und na ja, also das nötige Kleingeld sollte man auch parat haben. Ansonsten steht einem die Welt relativ offen. Nach einem erfrischenden Buffet-Besuch in der Businesslounge, erfrischend auch deswegen, weil die leckeren asiatischen Köstlichkeiten dermaßen scharf waren, dass ich nach deren Genuss leicht halluzinierte, erholte ich mich in einem bequemen Sessel.

Im Ausland esse ich immer die landestypischen Speisen und ignoriere Kartoffelbrei mit Bratwurst, denn sonst muss ich ja nicht erst wegfahren. Man hätte nach zwölf Stunden Flug auch eine entspannte Dusche und wahrscheinlich auch eine Massage in Anspruch nehmen können, denn Service wird in Asien großgeschrieben, aber für mich als Kontaminationszwängler stand dieser Komfort aus nachvollziehbaren Gründen leider nicht zur Debatte. Wie um alles in der Welt hätte ich zum Beispiel auf dem Boden der Dusche stehen können, auf dem höchstwahrscheinlich schon die Hälfte der Weltbevölkerung geduscht und sich wie auch immer erleichtert hatte, ohne mir danach die kontaminierten Füße abzuhacken. Oder diese danach irgendwie wieder durch die Unterhose zu stecken, ohne dabei mit dem nun stark verseuchten Fuß an den Slip zu kommen, der ja durch die zwölf Stunden Hinflug und einigen Besuchen auf der Flugzeugtoilette ein Seuchenherd erster Güte war. Also lieber mit dem unangenehmen Gefühl irgendwie durchhalten, bis man sich die ekelhafte Kleidung im Hotel endlich vom Leibe reißen konnte.

Gate 7 befand sich praktischerweise ganz in der Nähe der Businesslounge, und somit gelangten wir ohne weitere Komplikationen nach zwei Stunden Aufenthalt in Singapur in den nächsten Flieger nach Brisbane in Australien. Nach weiteren neun Stunden Flugzeit landeten wir dann endlich im Land der Kängurus. Tropische Hitze wehte uns vielversprechend schon von Weitem um die Nase, doch noch mussten wir durch die Pass- und Sicherheitskontrolle und durch den Zoll. Auch hier wartete mal wieder eine unerwartete Schwierigkeit auf mich. Die Australier sind ein Völkchen mit einer guten Portion Schalk hinter den Ohren, und so kam der uniformierte Sicherheitsbeamte mit einem Schaltpult, auf dem sich ein dicker roter Knopf befand, schmunzelnd auf mich zu und bedeutete mir, wenn ich den Knopf drückte, könnte ich eventuell einen tollen Preis gewinnen.

Dumme, leichtgläubige Hanka drückte den Knopf, und wie ein enthusiastischer Zirkusdirektor verkündete der Mann meinen

Preis: Komplettkontrolle, Body-Check und Zollkontrolle vom Feinsten, denn mit meinen groben, schwarzen Gummistiefeln vermittelte ich wohl eher den Eindruck eines Terroristen statt eines Touristen. Und das mir! Meine Taschen wurden durchwühlt, ich wurde abgetastet, sollte meine Stiefel ausziehen und mich barfuß auf die Erde stellen, was ich natürlich verweigerte, da ich bekanntermaßen große Angst vor dem Fußboden hatte, was wiederum die Beamten misstrauisch machte. Nur mein schnell geäußerter Satz »I am not really clear in my head. I am a crazy person« inklusive eines dümmlichen Lachens, hielten sie von weiteren Aktionen ab. Auf einmal wurden alle ganz nett und mitfühlend, und sie zogen mir sogar meine Stiefel wieder an. Ich konnte diese Situation tatsächlich ertragen, denn alle sahen sehr vertrauenerweckend aus – und alle hatten Gummihandschuhe an. Am Ende waren wir dicke Freunde, und als sie dann noch hörten, dass ich ins deutsche Dschungelcamp zog, gab es Fotos fürs Familienalbum.

Meine Betreuerin war zwischenzeitlich tausend Tode gestorben und hatte sich wahrscheinlich schon die Schlagzeilen in der *Bild* vorgestellt: »Hanka Rackwitz – Durchgeknallte Dschungelkandidatin in Australien eingebuchtet. Hat das Casting-Team versagt?« Schnell stopfte sie mich, noch immer zitternd und leichenblass (also sie, nicht ich), in den bereits wartenden Bus mit den verdunkelten Scheiben. Huh, alles war echt geheim und super spannend.

Ach so, natürlich habe ich vergessen zu erwähnen, dass bevor das schnelle In-den-Bus-Stopfen meiner Person stattfand, am Gate-Ausgang wieder etliche Journalisten warteten, die ihr Lager dort seit Tagen aufgeschlagen hatten, um die Kandidaten abzupassen. Da die Fragen sich immer inhaltlich wiederholten, lasse ich diesen Passus aus. Also, weiter ging es mit dem Bus und aus dem Bus nach circa einstündiger Fahrt ab ins Hotel.

Es war bereits später Abend, als ich endlich so richtig in Australien ankam, denn mehr als den Flughafen und den klimatisierten Bus hatte ich bis dahin nicht gesehen. Der Eingangsbereich des luxuriösen Hotels wirkte vielversprechend komfortabel, doch noch war ich zu abgelenkt, um schnurstracks hineinzuspazieren. Eine um diese späte Stunde echt ungewöhnliche Gesangseinlage zog meine Aufmerksamkeit auf sich. Gefühlte 20 000 Vogelstimmen trällerten mit ein paar angetrunkenen Urlaubsgästen um die Wette. Wobei der Sieger dieses Wettkampfes eindeutig feststand.

Da ich seit circa 20 Jahren als bekennender Klugscheißer durch die Welt hüpfe und mir jeden greifbaren Tierfilm im Fernsehen reinziehe, konnte ich das Gezwitscher gleich zuordnen. Der Piepmatz hieß »Lachender Hans« (hier also »Lachende Hänschens«) und ist ein in Neuseeland und Australien weit verbreiteter Zeitgenosse. Australiens Flora und Fauna ist eine der artenreichsten der Welt und beherbergt zu meinem Unbehagen leider auch die breiteste Palette an giftigen und gefährlichen Tieren. Vorm Fernseher gar kein Problem, aber hier, live und in Farbe? Denn grundsätzlich gilt, wo viel Vogel, da viel Schlange.

Mit einem leichten Schauer auf dem Rücken begab ich mich in die Sicherheit meines Hotelzimmers und fiel, begleitet von Bildern von Spinnen in der Dusche und Schlangen unter der Bettdecke, in einen dann doch überraschend friedlichen und erholsamen Schlaf.

4. Kapitel

INTERVIEW MIT EINEM THERAPEUTEN

Oder: Doktor Stefan Koch kommt zu Wort

Doktor Stefan Koch
Leitender Psychologe
Psychologischer Psychotherapeut
Schön Klinik Roseneck

Prien, den 05.05.2017

Doktor Koch, worunter leidet Frau Hanka R.?

Frau Rackwitz leidet seit sicher mehr als zwei Jahrzehnten unter einer Zwangsstörung, die sie zuletzt einen Gutteil des Tages in Anspruch genommen hat. Es handelt sich dabei um eine eher schwerergradige Zwangsstörung mit ausgeprägten Zwangsbefürchtungen, das heißt Angst vor Verschmutzung und Kontamination. Ihre Zwangshandlungen betreffen im weitesten Sinne Waschzwänge, sowie Handlungen resultierend aus dem massiv vorhandenen magischen Denken. Frau Rackwitz hat es dabei mittlerweile weitestgehend geschafft, ihren Alltag so einzurichten, dass sie das Auftreten dieser Befürchtungen teilweise umgehen kann. Die enormen Einschränkungen nimmt sie dabei billigend in Kauf. So sind ihre, sagen wir »Wunderlichkeiten« zu verstehen, beispielsweise ihre Gummistiefel, die ja schon eine Art Markenzeichen für sie geworden sind.

Was sind eigentlich Zwänge?

Verschiedene Erscheinungsformen zwanghaften Verhaltens sind jedem Menschen aus dem persönlichen Alltagsgeschehen bekannt, etwa das Stufenzählen beim Treppe-hinuntergehen, oder die mehrfache Kontrolle beim Verschließen der Autotür. Diese Gewohnheiten erleben wir allerdings im Normalfall nicht als sonderlich belastend oder einschränkend. Im Gegensatz dazu verursachen Zwangserkrankungen für die Betroffenen erhebliches Leid und schränken sie in ihrer sozialen und beruflichen Funktion zum Teil massivst ein. Das kann den Betroffenen in die Berufsunfähigkeit und in die soziale Isolation führen. Die meisten Zwangsstörungen sind sowohl durch Zwangsgedanken als auch durch Zwangshandlungen gekennzeichnet. Zwänge umfassen in der Regel Zwangsgedanken, das heißt Zwangsbefürchtungen sowie einschießende Ängste, die vom Betroffenen anfangs durchaus als übertrieben erlebt werden (zum Beispiel Angst, ein Elektrogerät, den Herd oder das Bügeleisen, angelassen zu haben, was zu großem Schaden für sich und für andere führen könnte). Die hier auftretenden intensiven Emotionen (zum Beispiel Angst, Trauer, aber auch Ekel, Schuld oder Scham) werden kurzzeitig durch sogenannte Zwangshandlungen reduziert (zum Beispiel mehrfaches Nachkontrollieren des Herdes, langwieriges, übertriebenes Händewaschen). Menschen die unter Waschzwängen leiden, duschen sich oft stundenlang mehrfach am Tag oder waschen sich aus der ständigen Angst vor etwaiger Ansteckung oder Verseuchung mehrere Stunden des

Tages die Hände. Diese Ängste führen dann oft zu einem ausgeprägten Vermeidungsverhalten, da das unangenehme Gefühl und die quälende Zwangshandlung weitestgehend großräumig umgangen werden. Kontrollzwänge zwingen den Betroffenen zu Kontrollhandlungen, um auszuschließen, dass man einen schrecklichen, unumstößlichen und folgenschweren Fehler begangen hat. Der Artenreichtum an individuellen Zwangserkrankungen ist vielfältig und kann fast jeden Lebensbereich betreffen.

Was sind Zwangsgedanken und in welchem Zusammenhang stehen diese mit den Zwangshandlungen?

Auch wenn die Zwangsbefürchtungen oft stark übertrieben oder gar bizarr anmuten können, so stehen die Zwangshandlungen doch meist in einem sinnvollen Zusammenhang mit den Zwangsbefürchtungen. Zwänge haben dabei stets ihre eigene Logik, die mit dem realen Bezug zur Wirklichkeit, Intellekt oder Vernunft des Betroffenen nichts zu tun hat. Das große Problem bei Zwängen besteht darin, dass sie zudem dazu neigen, sich ohne fachgerechte Behandlung zu verselbstständigen. Das bedeutet, dass zum Beispiel immer mehr Zeit mit Zwangsgedanken oder Zwangshandlungen verbracht werden muss, um in den ersehnten Zustand der Sicherheit und Ruhe zu gelangen. Zwangsgedanken können sich so auf immer mehr Bereiche des Lebens ausweiten. Darin besteht durchaus eine Ähnlichkeit mit Süchten: Man braucht immer mehr der beruhigenden Substanz (der Droge, hier der Zwangshandlung), um denselben erwünschten Effekt zu erreichen. Bei einer Sucht bezeichnet man das als Toleranzeffekt.

Häufig leiden die Betroffenen auch nicht nur an einem, sondern parallel an mehreren Zwängen und Ängsten. Bei Frau Rackwitz steht an der Spitze der Zwangshierarchie zum Beispiel der Waschzwang resultierend aus ausgeprägter Kontaminationsangst gepaart mit magischem Denken. Daneben fallen auch der Kontrollzwang und hypochondrische Befürchtungen.

Sollte einer der Hauptzwänge kurzzeitig schwächer werden, springen Zählzwänge bei Angst vor Haarausfall und Angst vor Erblindung ein. Auch an einer ernstzunehmenden Depression kommt der Betroffene dabei oft nicht vorbei. Typische Zwangsgedanken sind zum Beispiel zwanghaftes Zweifeln, zwanghafte Vorstellungen oder Bilder sowie zwanghafte Impulse. Bei zwanghaftem Zweifeln beschäftigt sich der Patient in peinigendem Ausmaß über einen langen Zeitraum hinweg mit Gedanken über eigene Entscheidungen und Handlungen und deren eventuellen Folgen. Häufiges Beispiel ist der Zweifel darüber, ob man beim Autofahren versehentlich jemanden an- oder überfahren hat. Bei zwanghaften Vorstellungen und Bildern tauchen beim Patienten immer wieder lästige, sehr unangenehme Vorstellungen auf, die er kaum oder überhaupt nicht beeinflussen kann (zum Beispiel das ein geliebter Mensch verunglücken wird, Entstellungen an Körperteilen, et cetera). Bei zwanghaften Impulsen verspürt der Patient einen starken inneren Drang, extrem unangemessenes Verhalten an den Tag zu legen, in der Kirche zu fluchen oder aber seine Kinder oder seine Eltern zu verletzen. Entgegen den subjektiven Befürchtungen führt der Zwangskranke solche Handlungen jedoch praktisch nie aus.

Allgemein: Wie häufig sind Zwangsstörungen und wer kann Zwänge bekommen?

Nach aktuellen Statistiken geht man zum heutigen Zeitpunkt davon aus, dass circa 2 Prozent der Bevölkerung unter Zwängen leidet, unabhängig vom Geschlecht, Alter, sozialem Stand oder Intellekt. Die Dunkelziffer nimmt man allerdings ungefähr ähnlich hoch an, da die Zwangserkrankung auch als »heimliche Krankheit« oder »Scham-Krankheit« bezeichnet wird. Die Betroffenen schämen sich stark für ihr Leiden und setzten alles daran, es zu verheimlichen und vorm privaten Umfeld zu verbergen. Dies hat zur Folge, dass sie oft in den ersten sieben bis zehn Leidensjahren ohne therapeutische Hilfe von außen kämpfen. Auch dieser Sachverhalt ist ungünstig, da sich die Chancen auf eine vollständige Heilung verschlechtern, je länger man die Zwänge mit sich herumschleppt.

Was denken Sie, warum hat Frau Rackwitz diese Zwangserkrankung entwickelt? Was sind die Ursachen einer Zwangsstörung?

Es entspricht einer sehr verbreiteten Vorstellung von Psychotherapie, dass die Einsicht in den wahren Grund eines psychischen Problems ein entscheidender Teil der Lösung und Heilung wäre. Ich will nicht leugnen, dass das erst einmal reizvoll klingt. Und ganz sicher gibt es da auch Zusammenhänge und Gründe. Der frühe Verlust eines Elternteiles, die Widrigkeiten des Lebens, vielleicht auch eine Priese genetische Veranlagung oder Vererbung. Nur: Unsere tägliche Arbeit zeigt uns, dass die Lösung nicht immer mit der Ursache der psychischen Störung zu tun haben muss. Warum zum Beispiel verbringt Frau Rackwitz so viel Zeit mit ihrem Zwang? Weil sie eine Zwangsstörung hat. Sie hat zu einem frühen Zeitpunkt ihres Lebens eine sehr wirkungsvolle Methode gefunden, auf diese Weise mit negativen Emotionen umzugehen. Das hat sich im Laufe der Zeit verselbstständigt. Irgendwann wird der Zwang selbst zum Grund dafür, den Regeln und Gesetzen des Zwangs folgen zu müssen.

Ich mache immer wieder die Erfahrung, dass viele Patienten erst im Verlauf der Behandlung ihrer Zwänge sagen können, »Warum« sie diese Zwänge entwickelt haben, das heißt, welche Funktion der Zwang im Leben des Einzelnen einnimmt. Die Beschäftigung mit den Ursachen der Zwänge ist zumeist eine Folge der Behandlung der Zwänge, nicht ihre Voraussetzung. Natürlich neigen wir als Menschen dazu, aus allem einen Sinn machen zu wollen. Das Dumme daran ist nur – oft sind wir erst hinterher schlauer.

5. Kapitel

DSCHUNGELBUCH TEIL 2

Oder: Die goldene Küste

Am Morgen wurde ich durch ein befremdliches, permanentes Getöse geweckt. Ich brauche oft nach dem Öffnen meiner Äuglein so einige Sekunden, um zu realisieren, wer ich bin und vor allem, wo ich gerade bin. Selbst in meiner eigenen Wohnung zähle ich des Öfteren alle visuell erkennbaren Faktoren zusammen, um die Frage nach dem wer und wo zu beantworten. Manchmal bin ich enttäuscht, sehr oft allerdings auch extrem erleichtert, da ich fast jede Nacht heftigst träume. Doch dieses Mal war ich nun völlig überfragt.

Sonne durchflutete meine Zimmer, und irgendwie befand ich mich auch zu weit oben für meinen gewohnten Blickwinkel aus meinem Wintergarten. Langsam dämmerte es mir, und ich stellte erfreut fest, dass mein hübsches Zimmer einen kleinen Balkon hatte. Na, da wollte ich doch direkt mal gucken, wo das Getöse seinen Ursprung hatte. Da das Zimmer über eine gut funktionierende Klimaanlage verfügte, erwischte mich der Temperaturschock eiskalt, oder in diesem Fall wohl besser: sau warm, denn plötzlich setzte ich meinen vom Weihnachtsessen gezeichneten Prachtbody einer Sommerhitze von gefühlten 40 Grad aus.

Natürlich hatte ich vergessen, eine Sonnenbrille aufzusetzen, und so brauchte ich erst ein paar Sekunden, ehe sich meine verschlafenen Augen an die grelle Sonne gewöhnt hatten. Nanu, was war das denn für ein krass surrealer Anblick? Riesige futuristische Hotelhochhäuser reckten ihre Hälse wie seinerzeit Jack´s Bohnenranke gen Himmel und überraschten mich mit ihrer beeindruckenden Formvielfalt. Na, hier hatten sich die Architekten aber echt mal ausgetobt. Und dann entdeckte ich hinter dem Hotelgiganten, der wie ein riesiger Monster-Tannenzapfen anmutete, auch die Quelle des Getöses: den gigantischen, megagewaltigen Pazifik! Kaum war die Reihe der Hotelmonster, die wie Science-Fiction–Riesenkristalle aus dem Boden wuchsen, zu Ende, begann ohne Bemühen um einen vermittelnden vegetativen Übergang, ein enormer Sandstrand – die Goldküste.

Irgendwie gehen mir hier gerade die Synonyme für riesig aus, denn alles war mindestens zehn Mal größer, als ich es bisher kennengelernt hatte. Jedes Jahr mache ich mit meiner Mami und manchmal auch im Drei-Mädel-Gespann mit meiner Schwester in Binz auf der Insel Rügen Urlaub und hüpfe todesmutig in die Fluten der Ostsee – aber das hier waren doch wirklich völlig andere Dimensionen. Von Abenteuerlust und Entdeckerfreude gedopt, schlüpfte ich flugs ins Bad, und nach nur anderthalb Stunden war ich auch schon frisch wie der Morgenwind im Kleidchen und zum Ausgehen bereit.

Tja, als Waschzwängler bekommt das Wort »flugs« eine ganz neue Bedeutung, und so sind anderthalb Stunden tatsächlich eine gute Zeit. Erleichternd kam damals dazu, dass ich keine Hose anziehen musste, denn das Bugsieren meiner Füße durch die Löcher der Hosenbeine war stets ein gewagter Balanceakt, da ich möglichst vermeiden musste, den Stoff weiter oben zu berühren. Bekanntermaßen hatte ich große Angst vor dem Fußboden und vor Füßen, weshalb diese so weit wie möglich von meiner Körpermitte fernbleiben sollten.

Um einen kleinen Einblick in meinen einstigen persönlichen Horrorfilm zu geben: Die Stellen, an denen der Körper offen ist (bitte selber konkretisieren), stellten einen hochgradig zu schützenden Bereich dar, da hier die Kontamination, das Böse, das Unheil eindringen konnte.

Als ich mich soweit angezogen hatte, wollte ich nur noch flink hinunter zum Strand, um dort in der Sonne zu baden und ins Meer zu hüpfen. Ich öffnete schwungvoll die Zimmertür und stieß im Halbdunkel des elegant gestalteten Hotelflurs fast mit einem netten Herrn zusammen, der sein Lager anscheinend direkt vor meiner Zimmertür aufgeschlagen hatte. Neben seinem Stuhl stand Verpflegung, und mehrere Zeitschriften sollten ihm, wie ich annehme, die Langeweile vertreiben. Abgedunkelte Sonnenbrille, Anzug, Head-Set – das alles machte ihn zu einer ziemlich beeindruckenden Erscheinung. Verblüfft und neugierig schmetterte ich ihm ein heiseres »Hello« entgegen. Gern nahm er mein Kommunikationsangebot an und erläutert mir seine aktuelle Daseins- oder besser: Dortseins-Berechtigung: Sein Name sei Jerry, und man habe ihn zu meiner Begleitung abgestellt.

Hmmm ... Augenblicklich wurde mir wieder bewusst, dass dies kein Holiday-Trip war und ich mich schon jetzt an gewisse Spielregeln zu halten hatte. Andererseits war ich am anderen Ende der Welt, und draußen waren 35 Grad im Schatten, und alles war voller neuer Eindrücke und Abenteuer. Also fand ich mich fix mit Jerrys Begleitung ab und beschloss, dass wir für die paar Tage bis zum Einzug in den Dschungel Freunde werden sollten.

Jerry war großartig, und wir lachten viel. Auch wenn er geduldig und nachgiebig wie ein Schlüpfergummi war, denn ich versuchte in den nächsten Tagen immer wieder, heimlich auszubüxen, um mich allein bewegen zu können, und machte es ihm damit nicht leicht. Ich habe mit Regeln jedweder Art schon immer meine Probleme, vor allem wenn ich deren Sinn nicht verstehe oder einsehe. Nach etlichen Belehrungen zeigte ich dann allerdings doch noch eine gewisse Einsicht, denn es ging nicht nur um unseren Schutz, schließlich kostete die Produktion des »Dschungelcamps« nicht nur ein paar Trillionen Taler, sondern die Firma haftete auch für unser persönliches Wohlergehen. Auch waren ja jetzt sämtliche Kandidaten an einem Ort – wenn auch alle in unterschiedlichen Hotels untergebracht –, aber schließlich konnte man sich ja auch draußen über den Weg laufen und quotenträchtiges Konfliktpotential verschießen.

Tja, meine Lieben, viele Zuschauer unterstellen ja diesen Reality-Formaten irgendwelche Regie-Absprachen oder sonstige diversen inhaltlichen Beeinflussungen – stimmt aber nicht. Im Gegenteil, es wird wirklich alles getan, zumindest bei dieser Produktion, um alles so unverfälscht und echt wie möglich zu halten. Jedenfalls konnten wir, also Jerry und ich an diesem Vormittag nicht mehr ans Meer, da dort Gina-Lisa oder sonst irgendwer herumsprang und die weißen Haie auf Ideen brachte.

So tröstete ich mich mit einem herrlichen asiatischen Frühstücksbuffet und labte mich an Dim Sum, Wakame-Salat und löffelte literweise Misosuppe. Irgendwie war ich hin und her gerissen zwischen Vernunft und Eitelkeit. Einerseits wollte ich im Dschungel schlank und rank sein, auf der anderen Seite machte es auch durchaus Sinn, sich ein gewisses Fettdepot wie ein Bär vorm Winterschlaf anzufuttern. Ich beschloss, dass es sowohl für das eine wie auch für das andere jetzt zu spät war, und aß, wann und worauf ich Lust hatte. Auch das war für mich wundervoll, denn meine Essstörung verbot mir zu Hause ganz, ganz viele Dinge, die ich ganz, ganz gern aß. Leider kommt ein Zwang selten allein, sondern meistens im bizarren Paket.

Hier in Australien machten meine psychischen Störungen jedoch wie auch sonst im Urlaub erst einmal Pause, denn die neuen Eindrücke rückten sie in den Hintergrund. Das kannte ich schon und genoss den Zeitpunkt bis zu deren leider zuverlässiger Rückkehr so gut es ging.

Nach dem Essen machte ich, äh, machten wir, Jerry und ich, das Hotel unsicher. Na also, dachte ich, als ich den Pool entdeckt hatte. Ging also doch noch was mit ins Wasser hüpfen. Etwas schamhaft wickelte ich mich aus meinem Kleidchen und präsentierte mich Koala und Co. im Bikini. Braun wie eine Bäckermütze und vom Feiertagsessen zerbeult hatte ich noch nicht das unbedingte Bedürfnis, am gut besuchten Pool schauzulaufen, doch der Anblick einiger hemmungslos herumtobender, Cellulite behafteter, rundlicher amerikanischer Touristinnen, machte mir das Ins-Wasser-Hüpfen sehr viel leichter. Ich beobachtete die gut gelaunten Damen und beneidete sie für einen kurzen Moment um ihre Ausgelassenheit und um ihr Selbstbewusstsein.

Da ich ohne Begleitung in Australien war, Jerry zählte leider nicht, bewegte ich mich mal wieder im Singlemodus. Ich war das ja gewohnt und hatte gelernt, mir meine eigenen Welten und Geschichten zu bauen, um damit umgehen zu können. Überlebenshilfe auf der einen, Gefahr für zu viele nicht reale Geschichten im Kopf auf der anderen Seite.

Als ich mit dem Planschen fertig war, kam eilfertig ein fescher Kellner zum Poolrand, und wie ich es aus Hollywood-Filmen kannte, bestellte ich früh um elf einen Gin Tonic an meine Pritsche. Der allerdings hatte es nicht nur preislich in sich (etwa 17 Euro pro Glas!), sondern auch, was die Umdrehungen anging. Und so glitt ich, bevor ich mir noch einmal so richtig vergegenwärtigen konnte, was ich hier an einem ganz normalen Wochentag im Januar alles erlebte, in einen Dämmerzustand, der mehr einer Ohnmacht glich.

Als ich wieder aufwachte, war ich aus irgendeinem Grund in meiner Mobilität eingeschränkt. Das Bewegen der Arme und Beine war mit brennenden Schmerzen verbunden und mein Bademantelgürtel klemmte im Scharnier meiner Sonnenliege. So ein Mist, dachte ich. Hoffentlich lagen mein Handy und mein Zimmerschlüssel noch neben mir. Alles war irre heiß, und ein kurzer Blick auf Uhr und Thermometer lieferte auch sofort die Erklärung für dieses physikalische Phänomen. Obwohl ich nur eine halbe Stunde gepennt hatte, hatte die Außentemperatur fast die 40-Grad-Marke erreicht.

Ich rettete mich in den kühlen Pool und erkannte die ersten Ausmaße der nachweihnachtlichen Bescherung: Meine gesamte Vorderfront glich in der Färbung der eines gegarten Hummers. Natürlich war die dumme Hanka auch ohne jegliche Sonnencreme oder sonstige Ölung an den Pool gegangen, ohne zu bedenken, dass die australische Sonne doch um einiges leistungsstärker ist als in Deutschland.

Zurück im Hotelzimmer betrachtete ich dann mit einer Mischung aus Entsetzen und Belustigung den ganzen Schlamassel. Zum Glück war mir meine Sonnenbrille beim Koma-Sonnenbaden vom Gesicht gerutscht, sonst hätte ich zusätzlich noch ausgesehen wie das Negativ eines Pandabären. Da meine Rückseite natürlich noch immer weiß wie Schnee war, glich ich stattdessen eher einem Pfannkuchen, den man vergessen hatte zu wenden. Den Schönheitspreis des Dschungels konnte ich mir also endgültig abschminken ... Na ja, auch gut. Im Camp würden ja eh viel jüngere und hübschere Mädchen als ich sein. Obwohl ich auch gern die Kandidatin für die obligatorischen *Playboy*-Fotos geworden wäre, denn verstecken muss ich mich nun auch nicht gerade, und das Shooting soll ein wirklich tolles Erlebnis und außerdem recht hübsch entlohnt sein.

Die wenigen Tage bis zum Einzug in den Dschungel waren kurzweilig und anstrengend zugleich, da sich in regelmäßigen Abständen die Teams der unterschiedlichsten TV-Sendungen angemeldet hatten, die aus uns Kandidaten so viel spektakuläres Material wie nur möglich herauskitzeln wollten. Bei diesen Interviewterminen sollte man nun tatsächlich etwas aufpassen, denn der eine oder andere gewiefte Redakteur versucht, einen schon vor dem Einzug in eine Schublade zu stecken. Manipulative Fangfragen lauerten unter dem Deckmantel aus Komplimenten und Nettigkeiten auf uns. In einem dieser Gespräche erfuhr ich auch, dass Nicole Mieth das *Playboy*-Cover zieren würde. Aber ich hätte mir eher die Zunge abgebissen, als zuzugeben, dass ich meiner Meinung nach dort auch recht ansehnlich aussehen würde. Ich bin zwar immer authentisch, aber da war ich auch mal abgebrüht.

Bei einem dieser Termine sah ich dann auch endlich einmal das legendäre Versace Hotel und war sprichwörtlich von den Socken. Ich habe schon einige wunderschöne Hotels in meinem Leben bewohnen dürfen, aber dieses stellte alles in den Schatten. Wow! Vor allem das Foyer und die großzügige Pool-Landschaft mit den frei fliegenden bunten Papageien zogen mich augenblicklich in ihren Bann. Doch Zeit zum Genießen gab es kaum, denn die Tage waren eng terminiert und sehr aufregend. Die Anprobe der Dschungeloutfits, psychologische und medizinische Vorbereitung sowie die Interviews hielten uns auf Trab. Allerdings hatte ich zu diesem Zeitpunkt noch keinen meiner Mitstreiter zu Gesicht bekommen.

Mein extremer Sonnenbrand war noch nicht einmal ansatzweise abgeklungen, da klopfte es abends an der Zimmertür, und mir wurde für den nächsten Tag Sonnenblocker in einer Spraydose überreicht. Die Ansage war eindeutig und vielsagend: »Bitte morgen früh den ganzen Körper damit bearbeiten …«

Was natürlich bedeutete: »Morgen geht es ab in den Dschungel!«

6. Kapitel

GEDANKENWELTEN

Oder: Über Radios und Kinos im Kopf

Wir Menschen verfügen über eine fast einzigartige und im höchsten Maße beeindruckende Fähigkeit, die uns im direkten Vergleich mit anderen Erdbewohnern seit Anbeginn der Menschwerdung schon das eine oder andere Mal den Allerwertesten gerettet hat. Oder anders ausgedrückt, da dieses Kapitel jetzt etwas wissenschaftlich werden soll: eine Fähigkeit, die uns einen entscheidenden Überlebensvorteil verschafft hat. Es handelt sich um die Fähigkeit, die erlebte Welt und Umwelt in unserem Gehirn noch einmal abzubilden, zu repräsentieren. Schon der Steinzeitmensch handelte beim Verlassen seiner Höhle in Anbetracht des vorher Erlebten und Wahrgenommenen vorausschauend, indem er nämlich in Erinnerung an Tyrannosaurus Rex und eine doch beachtliche Anzahl flanierender Säbelzahntiger sich mit Äxten und Speeren bewaffnete, bevor er sich auch nur ein Schrittchen nach draußen wagte. (Ja, ja, ich bin mir der Tatsache durchaus bewusst, dass ich hier gerade Bewohner der Stein- und Kreidezeit sowie des Juras wild durcheinander purzeln lasse. Egal, es geht um das große Ganze, da kann ich keine Rücksicht nehmen.) Er war durch die Fähigkeit zu abstrahieren, quasi zu denken, in der Lage, vorausschauend zu handeln, also zu planen: Vorräte für den kalten Winter anzulegen oder Holz zu sammeln, damit man nicht erfriert, und insgesamt fähig, im Kopf »Probe« zu handeln und somit verschiedene Varianten seines Tuns gedanklich durchzugehen, um dann angemessen und zielführend zu agieren.

Diese Fähigkeit ermöglicht uns, unsere Ziele zu erreichen. Sie bietet uns demnach auch Schutz, da wir lauernde Gefahren erfolgreich abwehren können, aber auch Trost und Unterstützung. So weiß ein Baby so ungefähr ab dem achten Monat ziemlich genau, dass seine Mami noch da ist, auch wenn sie kurz mal den Raum verlässt und somit aus seinem Blickfeld verschwindet. Um uns alle weiterzubilden, merke ich an dieser Stelle gerne an, dass man diesen Sachverhalt als »Objektpermanenz« bezeichnet.

Unsere Gedankenwelt begleitet uns ständig und lässt sich unmöglich abstellen. Das Radio in unseren Köpfen ist ständig auf Empfang und quasselt ohne Unterlass. Ich weiß noch, wie überrascht ich stets war, wenn ich meinen jeweiligen Lebensabschnittsgefährten mit der Lieblingsfrage der Männer beglückte: »Schatz, was denkst Du gerade?«, und er resigniert zum hundertsten Mal antwortete: »Nichts«. Soviel zur Ehrlichkeit der Männer. Denn das ist nicht möglich, und sei es nur, dass der Schatz in diesem Moment denkt: Hoffentlich fragt die jetzt nicht wieder, was ich denke. Unser Gehirn ist in ständiger Aktion, will analysieren, abwägen, prüfen oder aber die gelebte Situation und Handlung bewerten – die eigene oder die unseres Gegenübers.

Die Frage stellt sich allerdings für uns Menschen und für die Leser dieses Buches, von welchem Zeitpunkt an zu viel zu denken und zu viel zu abstrahieren zur Last oder gar zur Gefahr für Körper und Seele werden kann. Ab wann handeln Kopf und Bauch nicht mehr im Einklang und führen uns in selbstzerstörerische Irrgärten?

7. Kapitel

AB WANN WIRD ES GEFÄHRLICH?

Oder: Kognitive Tretminen und was das Ganze mit Crème brûlée zu tun hat

Menschen, die unter psychischen Erkrankungen leiden, haben sich in ihren fehlgeleiteten Gedankenwelten verirrt, haben falsche Abfahrten im Denken genommen, sind gefangen in ihrer gestörten Wahrnehmung, finden den Ausgang nicht mehr. Je mehr man versucht, die Probleme ausschließlich durch Denken zu lösen, während man dabei immer weniger auf das Bauchgefühl und auf die Reaktionen des eigenen Körpers achtet, desto tiefer verheddert man sich in dem Schlamassel. Denn wir hängen in Hunderttausenden Gedankenketten fest und scheitern natürlich so bei dem Versuch, uns mithilfe des Organs zu heilen, das nachweislich erkrankt beziehungsweise in seiner Funktion gestört ist – unser Gehirn. Doch nicht nur unser Hirn ist betroffen, auch andere Organe, wie der komplette Verdauungstrakt, diverse Muskeln und das Nervensystem können in Mitleidenschaft gezogen werden.

Unser Gehirn ist im chemischen und bioelektrischen Ungleichgewicht, Botenstoffe werden zu viel oder zu wenig ausgeschüttet und auch unser Nervensystem ist gestört. Das wiederum hat leider oft Auswirkungen auf unsere Muskeln und unser zweites Gehirn, den Magen, sodass Betroffene oft unter Muskelverspannungen, Gelenkschmerzen und Verdauungsproblemen leiden. Somit handelt es sich nicht nur um eine

psychische, sondern im gleichen Maß auch um eine körperliche Erkrankung. Eine Tatsche, die nicht nur die Gesellschaft, sondern erschreckenderweise auch man selbst nur schwer akzeptieren kann. Auch ich, die ständig dafür eintritt, dass man unser Leiden auch als solches respektiert, ertappte mich immer wieder dabei zu denken: »Du bist ein Loser.«

Doch zurück zur Kernfrage: Was mache ich nun also mit meinem ständig rotierenden Gehirn? Tja, der Fachmann rät an dieser Stelle, damit wie mit einem sinnvollen, äußerst praktischen Werkzeug umzugehen: Indem wir es dort benutzen, wo es wirklich gebraucht wird, und es dann auch gut und gern wieder weglegen, wenn es überflüssig ist. So wie man zum Beispiel einer interessanten Sendung im Fernsehen folgt und deren Inhalte für den späteren sinnvollen Gebrauch im aktiven Leben in sich aufnimmt.

Wenn unser Kopf allerdings ständig weiter Filme und Projektionen abspult, selbst in Situationen, wo es komplett sinnfrei, ja, sogar störend ist, wie zum Beispiel bei einem super leckeren Essen oder wenn wir versuchen, einen fantastischen Sonnenuntergang zu genießen, dann sind diese internen Dialoge weder nützlich noch angebracht. Im Gegenteil, sie halten uns durch ständiges Kommentieren und Besprechen vom echten, sinnlichen Empfinden des Augenblickes ab.

Zu viel denken kann also extrem unglücklich machen und uns mit Siebenmeilenstiefeln direkt in die Depression oder sonst eine psychische Störung führen, so zum Beispiel eben auch in eine Zwangsstörung. Echt gefährlich wird es erst dann, wenn das Squash-Spiel in unserem Hirn soweit führt, dass Gedanken mit Symbolen aus der realen Außenwelt zu quälenden Emotionen führen. An dieser Stelle sind wir dann bei einer ausgewachsenen, ernst zu nehmenden Zwangsstörung angelangt, denn dann ist das Kind sprichwörtlich im Brunnen gelandet, die Kuh ständig auf dem Eis, der Zug abgefahren und man hat quasi den Salat. Menschen, die unter Zwängen leiden, fusionieren, also verschmelzen sehr stark mit ihren Gedanken, und zwar so weit, dass sie sich komplett mit diesen identifizieren. So fühlt sich oft schon der Gedanke, ich könnte ES getan haben, bereits so real an, als hätte ich ES getan. Ein häufiger Zwangsgedanke, der auch einige meiner Mitpatienten in der Klinik immer wieder überfällt, ist, man könnte beim Autofahren versehentlich jemanden überfahren haben.

Kaum taucht der Zweifel, die Befürchtung während der Autofahrt als Zwangsgedanke auf, reicht ein kleines Geräusch, eine winzige Bewegung auf der Straße oder nicht ganz perfekte Sichtverhältnisse aus, um heftige Angst- oder Panikgefühle hervorzurufen. Peinigendes moralisches Werten und die damit verbundene Angst, etwas falsch gemacht zu haben, erzeugen ein extremes Gefühl der Unsicherheit, das den Betroffenen hier in eine Zwickmühle aus Schuld und Verantwortung zwingt, sodass er immer wieder an der vermeintlichen Unglücksstelle vorbeifahren muss oder sich sogar selbst bei der Polizei anzeigt. Immerhin könnte er ja Schuld am Tod eines Menschen und damit am Leid einer ganzen Familie sein.

Viele Zwangserkrankungen treten nach außen hin sehr individuell und verschieden auf, lassen sich jedoch fast immer auf dieselbe Formel zurückführen: Menschen, die unter Zwängen leiden, haben den Kopf in fast jeder Sekunde ihres Tages vollgepackt mit kognitiven Tretminen, also mit extrem unangenehmen, aufdringlichen Angst und Panik auslösenden Gedanken. Wie ein lästiger Mückenschwarm umschwirren die Zwangsgedanken ihr Köpfchen. Diese sind bei den Betroffenen stets um Lichtgeschwindigkeiten schneller und um etliches stärker als der normale Verstand und die menschliche Vernunft. Diese lästigen Gedanken können durch die verzerrte und realitätsfremde Wahrnehmung des Betroffenen, jederzeit ausgelöst werden, je nach Drehbuch und Dramaturgie des individuellen Horrorfilms, sprich: des Zwanges.

Schon ein kleines mit Angst und Panik besetztes Symbol kann dazu führen, dass Betroffene für Außenstehende sinnfreie und irgendwie echt verrückte Ritualhandlungen ausführen. Diese Ritualhandlungen führen nach etlichen genau festgelegten Wiederholungen zur Ausschüttung des Belohnungsstoffes Dopamin, der den Betroffenen dann endlich beruhigt und die vermeintliche Gefahr bannt. Zusätzlich zur psychischen Abhängigkeit von den Zwangsritualen besteht also in gewisser Weise auch noch eine körperliche Abhängigkeit.

Ich kenne ein nettes und kluges Mädchen, das versetzte der Anblick einer Fussel an ihrer Kleidung in Panik, da sich mit der Fussel für sie die Emotion des Versagens, der Unvollkommenheit, des wieder einmal nicht Perfekt-seins, verbindet. Es schleppte stets mehrere Fusselrollen mit sich herum und konnte seine Wohnung erst dann verlassen, wenn es jeden Slip, jede Socke, jedes Shirt stundenlang nach Fusseln abgesucht hatte.

Der Zwangsgedanke bildet also stets den Beginn des schrecklichen Hamsterlaufrades, dem sich jeder Betroffene tagtäglich gegenübersieht. Man kann demnach sagen, dass eine der Voraussetzungen für zwanghaftes Denken das Eintauchen des Betroffenen in seine Gefühle ist, bis man sich schlussendlich mit diesen identifiziert. Man verliert die notwendige Distanz zu seinen Gefühlen und verschmilzt quasi mit ihnen. Ich weiß, dass hört sich alles unwahrscheinlich abstrakt an, und sollte dir, lieber Leser, gerade der Kopf qualmen, hier ein kurzes Beispiel, das das Ganze hoffentlich etwas bildhafter macht: Erinnere dich kurz an eine sehr unangenehme Situation in deinem Leben, als dich zum Beispiel die große Liebe deines damaligen Lebens gemütlich zum romantischen Dinner eingeladen hat, nur um dir bei Crème brûlée zu eröffnen, dass er beabsichtigt, seinen Hut zu nehmen, um mit Gabi aus der Buchhaltung nach Timbuktu auszuwandern. Bis dahin war Crème brûlée deine absolute Lieblingsnachspeise. Da du aber gerade genüsslich die Zuckerkruste durchgeknackt hattest und den ersten Löffel begehrlich in den Mund nahmst, als deine damalige Welt für dich zusammenbrach, wirst Du in Zukunft den Anblick deiner ehemaligen Lieblingsnachspeise stets mit diesem schrecklichen Gefühl von damals verbinden. Bist du extrem sensibel, werden schon die Worte »Crème brûlée« ausreichen, um dieses unangenehme Gefühl in dir zu aktivieren und du wirst Kochbücher mit der verhassten Creme auf dem Cover in deiner Küche nicht ertragen können. Das Wort »Crème brûlée« hat sich als Symbol mit dem Gefühl verbunden. Übrigens auch eine Form des magischen Denkens. Solltest Du doch zum Geburtstag ein solches Kochbuch geschenkt bekommen, wirst du es, ohne wirklich taktlos sein zu wollen, im Keller verstecken, im Kamin verheizen oder ganz schnell weiter verschenken. Sofort danach wirst du dich besser, befreiter fühlen, denn die Welt ist für dich wieder ein Stück weit in Ordnung.

So kann man sich vielleicht ein ganz klein bisschen in die verzerrte Welt eines Zwangskranken hineinfühlen. Bei uns haben sich zu viele Symbole mit zu vielen, ich sage mal: nicht wirklich hilfreichen Gefühlen verbunden. Nur ist es bei Zwangserkrankten nicht nur das unangenehme Gefühl in der Magengegend wie bei enttäuschter Liebe, sondern auch andere extreme Gefühle wie Angst, Scham, Ekel oder Schuld. Das Ganze funktioniert natürlich auch im netten, durchaus erwünschten Sinne. So können wir uns bei bestimmten altbekannten Gerüchen in die Vergangenheit teleportieren und nach gewissen Lieblingssongs wieder mit einer verflossenen Liebe tanzen. Gefährlich wird es dort, wo wir nicht mehr ganz bei Sinnen sind, also den Kontakt zum sinnlichen Erleben, zur sinnlichen Realität, zu den Rohdaten verlieren und anfangen »Filme zu schieben«. Dann ist es quasi, als würden wir im Kino sitzen, wo wir ja eigentlich nur, um es mal ganz nüchtern zu betrachten, zwei Stunden vor einer weißen Leinwand sitzen und bunten Lichtpunkten beim durcheinanderpurzeln zuschauen. Diese Lichtpunkte als Rohdaten, vergessen wir im Kino zum Glück komplett, sonst hätten wir wohl nicht halb so viel Freude am Film. Wenn die Handlung des Films uns dann in ihren Bann geschlagen hat, dann entstehen bei uns Gefühle, die durch die Geschichte des Films erzeugt werden, deren Basis ja in den meisten Fällen eine Fiktion ist. Im Kino ist dieser Effekt natürlich toll und absolut erwünscht, sodass man die gelebte Wirklichkeit draußen vor der Tür für diese Zeit mal vergessen kann. Bereitwillig steigt man in die Kino-Traumwelt ein, und wir nehmen hier sogar eigentlich eher unangenehme Gefühle, wie Angst und Schrecken im Horrorfilm oder Tränen und Herzeleid in der Liebesschnulze, gern in Kauf. Anderenfalls wäre so ein Filmchen ja auch wirklich schnell langweilig.

Wenn unser Hirn allerdings außerhalb des Kinosaales ähnliche Filme spinnt, die dann eben nicht mehr so lustig sind, obwohl auch sie nur Fiktionen unseres Zwangs – Horrorfilmes – sind, dann ist es im realen Alltag extrem kräftezehrend und störend. Es sind Filme, die uns vorspielen, dass irgendetwas super gefährlich ist. Filme, in deren Hauptrolle wir Versager sind, wenn wir depressiv sind, wenn in der Welt um uns herum scheinbar nur noch Gefahren lauern. Filme, in denen wir unsere Körpermaße nicht mehr wahrnehmen können, und und und ...

Als Menschen sind wir leider besonders anfällig für diese gelebten Illusionen, da wir von Beginn an darauf trainiert sind, symbolische Inhalte zu verwerten. Schon der Urmensch musste die Bedeutung bestimmter Spuren im Sand erkennen, um sein Überleben zu optimieren und nicht direkt in die Fänge des bereits bemühten Säbelzahntigers zu spazieren. Die Entwicklung der Sprache gibt uns zusätzlich das Werkzeug schlechthin, um mit Zeichen- und Symbolfunktionen zu jonglieren. Wenn wir aber Symbole (Worte, Gedanken, Zeichen) ganz exzessiv behandeln, dann fühlen diese sich irgendwann wie die Realität an, auf die sie verweisen. Was bedeutet das genau? Da wären wir wieder beim »Crème brûlée«-Beispiel. Einigen Betroffenen macht schon das Aussprechen, das Lesen oder das Hören eines Wortes, das mit Angst oder mega unangenehmen Erinnerungen oder Emotionen belegt ist, enorme Schwierigkeiten. Auch ich habe immer versucht, bestimmte Wörter zu vermeiden, und hörte ich diese, traf mich das wie ein Peitschenschlag, und ich zuckte panisch zusammen. Oder das Ganze mit einem Bild ausgedrückt: Wenn ein Finger mehrfach auf etwas Lustiges zeigt, dann finden wir mit der Zeit auch den Finger lustig und mögen ihn gern, zeigt ein anderer Finger mehrfach auf etwas Gruseliges oder Unangenehmes, dann macht schon der Anblick dieses Fingers uns irgendwann Angst.

Schreiben wir mit einem Füller »gute« Worte, wie »Liebe« oder »Lachen« auf ein Blatt Papier, so mögen wir es gern in unserer Nähe dulden, schreiben wir mit demselben Füller die Worte »Tod« und »Gestank«, so ist uns die Nähe dieses Blattes Papier unangenehm, obwohl es dasselbe Papier, nur Buchstaben und derselbe blaue Tintenstrich sind. Das bedeutet, allein das Symbol, das Wort selber, löst bereits eine Reaktion in uns aus. Genauso ist es, wenn ich an eine Zitrone nur denke und mir vorstelle, beherzt hineinzubeißen. Sofort zieht sich alles in mir zusammen und der Speichel fließt in Hektolitern. Allein bei der Vorstellung ... brrrrrrr!

Der bloße Gedanke an das Hineinbeißen in diese Frucht löst hier eine heftige körperliche Reaktion aus und genauso funktioniert eben unser Körper. Auch wenn wir zum Beispiel an etwas Beängstigendes oder Ekliges wie Spinnen, Schlangen oder auch Exkremente denken. Wenn wir also denken, wir sind Versager, dann fühlen wir uns auch wie ein Versager. Ganz wichtig ist es also immer, nicht nur für Zwangs- und Angstpatienten, dass wir uns nicht immer zu 100 Prozent auf unsere Gedanken einlassen, innere Film-Fiktionen erkennen und uns nicht mit diesen identifizieren. Hier kann die Achtsamkeit eine große Hilfestellung sein, die mir unwahrscheinlich geholfen hat.

Teil 2

… das Fürchten …

8. Kapitel

DSCHUNGELBUCH TEIL 3

Oder: Abenteuer im tiefen, dunklen Dschungel

Wer zur Hölle hatte mir denn nur diesen nervigen Wecker geschenkt? *Uhapp, uhapp, uhapp-quooooo* ... Ohne Unterlass quakte und piepte es penetrant in meine Ohren. Ich fühlte nicht den geringsten Impuls, meine müden, irgendwie schmerzhaft verzerrten Knochen aus dem ungewöhnlich unbequemen Bett zu schwingen, was auch daran liegen mochte, dass ich ein bekennender Morgenmuffel bin. Es schien zudem auch noch echt früh zu sein. Wonach roch es denn hier überhaupt? Also nach frischen Brötchen und Kaffeeduft jedenfalls nicht. Eine herbe Mischung aus kaltem Rauch und modrigem Laub stieg mir in die Nase, sodass die Neugier schließlich siegte und ich mein Köpfchen langsam und müde in Richtung Blätterdach erhob.

Halt! Moment mal! Wieso denn eigentlich Blätterdach? Wieso zum Kuckuck schlief ich denn in voller Montur unter freiem Himmel? Mit einem Mal war ich wach und realisierte, wo ich war. Ein Schockerlebnis, das mir von nun an fast jeden Morgen im australischen Busch widerfahren sollte. Ein kleiner Albtraum, dem ich mich von nun an tagtäglich stellen musste.

Der vermeintliche Weckerton entpuppte sich als eine illustre Gesellschaft von Urwaldvögeln, die so zwischen 5 Uhr und 7 Uhr in der Frühe ihr enervierendes Morgenliedchen schmetterten. Der Rauch stammte von der Feuerstelle in der Mitte unseres Camps, das von jeweils zwei Mitstreitern die ganze Nacht über am Lodern gehalten werden musste. Die Luftfeuchtigkeit ließ es jedoch meistens übelst qualmen, sodass wir bald geräuchert waren wie Schwarzwälder Schinken.

Mir tat alles weh, denn ich hatte auf einer durchhängenden Pritsche genächtigt, und noch hatte ich keine Ahnung, wie ich von dieser nur halbwegs elegant aufstehen sollte. Wir sahen die zahlreichen Kameras zwar nicht, wussten aber, dass diese auf jeden Fall da waren und alles beobachteten. Und dann gab es natürlich noch überall Mikrofone, die entsprechend einfach alles hörten. Jedes leise Selbstgespräch, jedes kleine Fluchen und jede versuchte Heimlichkeit. Wo ich auch hinschaute, sah ich eine derart erdrückende Masse an schier unlösbaren Problemen auf mich zurollen. Auch nach meiner ersten Nacht war ich im Hinblick auf eventuelle Lösungswege all dieser Probleme keinen Schritt weitergekommen, sodass ich für einen Moment resigniert in die Baumwipfel starrte. Wie sollte ich mich anziehen? Wie sollte ich mich waschen? Wie auf Toilette gehen? Wie Zähne putzen? Ich war völlig überfordert und beobachtete meine Mitstreiter bei deren Morgentoilette.

Mit einem Mal fielen mir alle Ereignisse des gestrigen Tages wieder ein. Vom Hotel an der Goldküste waren wir am Morgen einzeln an einen traumhaft schönen, einsamen Strand gefahren worden. Das heißt, so ganz einsam war dieser Strand dann irgendwie doch nicht gewesen, denn etliche Fernsehteams und alle Dschungelkandidaten hatten sich dort nach und nach eingefunden. Dann begann vorsichtig das erste Beschnuppern. Meine Mitkandidaten waren Markus Majowski, Jens Büchner, Thomas Häßler, Franziska Menke, Nicole Mieth, Florian Wess, Gina-Lisa Lohfink, Sarah Joelle Jahnel, Alexander (Honey) Keen, mein lieber Marc Terenzi, und statt der eigentlich erwarteten Hollywood-Größe Nastassja Kinski hatte man im letzten Moment noch Kader Loth mit ins Narrenschiff geholt. Nastassja hatte sich der Gerüchteküche zufolge doch kurz vor knapp noch einmal in die Spielregeln und das Sendungskonzept vertieft und nach Erwachen aus der Ohnmacht entschieden: »Ach nö, Leute. Ich bin raus!«

Okay, das gegenseitige Beschnuppern erfolgte wie erwartet mit Samthandschuhen, denn da Kameras dabei waren, wollte natürlich niemand erste Minuspunkte beim Publikum kassieren. Alle außer Florian, der legte sich gleich mutig mit Honey an, was die Boulevardpresse erfreute.

Dann teilte man uns in zwei Gruppen auf und schickte uns eine Sanddüne hoch, die mir in etwa so hoch vorkam wie, na, mindestens wie die Zugspitze. Alle krabbelten hoch motiviert nach oben, nur ich versagte kläglich. Erst verlor ich meine Klapper-Latschen auf Nimmerwiedersehen im tiefen Sand, dann verließen mich dermaßen schnell meine Kräfte, dass ich weit hinter den anderen zurückblieb. Oben am Hang stand ein vermummter Drill-Sergeant, der mich auf Englisch anschrie, ich solle nicht so ein Waschlappen sein. Ich kenne zwar das englische Wort für Waschlappen nicht, aber manchmal versteht man sich auch ohne Wörterbuch.

Ich wollte gerade laut losheulen, als mich zwei baumstarke Arme packten und wie einen nassen Sack Lehm aufwärts zerrten. Den Umstand, dass ich mit Berührungen im Normalfall extreme Probleme hatte, musste ich ignorieren. Der Sergeant war dann doch für seine Verhältnisse »nett«, denn er hörte auf, mich anzuschreien und tröstete mich sogar ein ganz kleines bisschen. Was war das denn für ein erster Auftritt von mir? Peinlich hoch zehn!

Dann ging es über eine große, sonnenbeschienene Lichtung hin zu einem weiteren Sammelpunkt, in dessen Nähe zu meinem Entzücken bereits zwei schicke Hubschrauber schraubten. Ab da war mir klar: Jetzt ist Schluss mit lustig! Weitere Gestalten in Ranger-Uniformen, uns Ladies hatte man Damen zugeteilt, wiesen uns an, die Kleidung zu wechseln, denn jeder hatte sich natürlich möglichst fesch gestylt, und in unsere Dschungeloutfits zu hüpfen. Ich fand das Klasse, vor allem die Schuhe und den coolen Hut. Was ich dann nicht mehr ganz so Klasse fand, war der Umstand, dass die Ranger-Ladies unsere Rucksäcke kontrollierten, in denen wir unsere Unterwäsche und unsere Luxusartikel verstaut hatten. Natürlich hatte ich mich auch an die vorgeschriebene Anzahl an Unterhöschen gehalten, aber nicht damit gerechnet, dass die Lady jeden meiner Slips zum Zählen in die Hand nehmen würde. Der Super-GAU und wohl einer der schwersten nur möglichen Verstöße gegen meine Hygienevorschriften. Schlüppis sind sogenannte Hoch-Hygiene-Waren, da diese ja mit Körperöffnungen in Kontakt kommen und diese beschützen müssen, damit – Achtung! Magisches Denken! – kein Unheil und auch nicht das Böse hineinkommen. Houston, ich habe ein Problem, und zwar kein kleines. Ich bekam also einen mittleren Panikanfall und fiel bereits zum zweiten Mal unangenehm auf. Ich war verzweifelt. Was sollte ich tun? Schlüpfer waschen war keine Option, da ich diese stets kochen muss, um sie wieder steril zu bekommen, und Geysire sind im Dschungel eher selten. Blitzschnell entschied ich, um nicht völlig durchzudrehen, den einen Slip, den ich in diesem Augenblick trug, die ganze Dschungelzeit über anzulassen und diesen eben jeden Tag am Leib zu waschen. (In diesem Fall reicht einfaches Waschen, da diesen ja kein Fremder berührt hat.)

Nach dem Verdauen dieses Schocks ging es ab in den Hubschrauber. Irgendwie hatte ich im Innern darauf gehofft, dass wir mit Fallschirmen aus dem Flugzeug hüpfen würden, um unseren Zielort zu erreichen. So viel Angst ich vor Unsinn habe, so wenig Angst habe ich vor wirklich bedrohlichen Situationen. Doch man stopfte uns nebeneinander ohne große Umschweife und ohne Fallschirme auf die Sitze und flog los. Schraub, schraub, schraub, schraub ... Wow, was für ein Erlebnis, und was für eine Landschaft. Ich ließ meiner Begeisterung freien Lauf. Dabei vergaß ich, dass wir alle durch Kopfhörer miteinander verbunden waren und jeder den anderen hören konnte. Ich schnatterte und gähnte (ich gähne leider immer etwas lautstark) drauf los und ging allen Insassen damit unglaublich auf den Geist, wie man nicht versäumte, mir kurz nach der Landung mitzuteilen. Da hatte ich mir so fest vorgenommen, einmal beliebt zu sein, und nun sah ich meine Sympathie-Felle schon gleich zu Beginn davonschwimmen.

Anschließend führte man uns in eine Art kleines Freilichtkino, nur eben ohne Film und ohne Popcorn, dafür aber mit den ersten Dschungelprüfungen. Für jeden eine, damit es auch gerecht zuging. Mir rutschte das Herz in die Hose, und ich wäre am liebsten sofort desertiert. Trotzdem stellte ich mich der Herausforderung und konnte sogar einen kleinen ersten Sieg gegen die grünen Ameisen und Markus Majowski einheimsen. Tiere tendieren häufig dazu, aus nachvollziehbaren Gründen,

Eindringlinge und Störenfriede zu attackieren. So verteidigen sie ihr Futter und beschützen ihre Nachkommenschaft. Grünen Ameisen ist das scheinbar alles völlig schnuppe, sie beißen wann, wen und wo sie dazu Lust haben, und das ist quasi immer. Zudem sind ihre Bisse dermaßen schmerzhaft, dass man glaubt, jemand würde einen mit dem Bügeleisen verbrennen.

Im Anschluss schickte man uns dann mit einer Karte ausgestattet in den Dschungel, um unsere jeweiligen Camps zu finden. Es war mittlerweile schon dunkel, und ich wurde langsam müde und hungrig. Doch es nützte nichts, hier konnte man weder Taxi noch Lieferservice bestellen, also musste ich einfach durchhalten. Nach einem langen und beschwerlichen Fußmarsch sahen wir in der Ferne das Flackern von Fackeln und waren endlich angekommen.

Kurz an all jene, die bis dato mutmaßten, das Dschungelcamp befände sich in irgendeinem Studio in Berlin: Das ist Quatsch mit Soße. Es ist zum einen hundertprozentig in Australien und zum anderen hundertprozentig im Dschungel. Es ist vielleicht nicht der allertiefste Dschungel, den es gibt, aber wenn du nicht weg kannst und Flora und Fauna laut und deutlich *»Du bist im Dschungel!«* rufen, dann ist dir die Entfernung zur nächsten Ortschaft absolut schnuppe.

Das Camp liegt in einem von Felsen eingerahmten Tal, durch das sich zu meiner Erleichterung ein klarer, großer Bach schlängelt. Die üppige Vegetation lässt kaum Sonnenlicht durch, aber zur Zeit unserer Ankunft im Camp stand sowieso schon Freund Mond am Himmel.

Wir bereiteten – völlig erschöpft – unser erstes kärgliches Mahl, das aus einer Handvoll weißer Bohnen und einer Hand Reis pro Person bestand. Gekocht wurde über der Feuerstelle, das Wasser dafür kam aus dem Bach. Gewürze standen uns keine zur Verfügung – noch nicht einmal Salz! Nicht alle hatten das Glück, eine Liege zu ergattern, und so mussten einige von uns direkt auf dem Boden schlafen. Nachdem ich die Toilette entdeckt und einer Inspektion unterzogen hatte, verließ mich fast mein Appetit auf das Abendbrot. Ich glaube, die Beschreibung »enges Plumpsklo mit einem alten Sack-Vorhang als Klotür« trifft es ganz gut. Ich sah unendliche Probleme, die weiteren Tagesabläufe betreffend. Erst ein gnädig betäubender Schlaf, in den ich nach dem Essen fiel, setzte meinen Grübeleien kurzzeitig ein Ende.

Die kommenden Tage waren nicht einfach und hielten ständige Herausforderungen in der Hinterhand bereit. Ein kleiner Höhepunkt des Tages war Sonjas und Daniels Besuch im Camp, der jeden Morgen gegen 7 Uhr erfolgte. Allerdings war die Freude heftig getrübt, da die beiden nicht nur verkünden, wer in die Dschungelprüfung muss, sondern zum späteren Zeitpunkt auch, wer das Camp endgültig verlassen muss.

Die Verkündung des Teilnehmers oder der Teilnehmerin zur Dschungelprüfung erinnerte mich immer an Chemie erste Stunde. Leistungskontrolle. Unser Chemielehrer hatte dabei immer eine Liste mit unseren Namen und Sitzbänken vor sich, und wenn mein Name erklang, ging ich nach vorn wie zum Erschießungskommando. Wenn im Dschungel dein Name vorgelesen wird, liegt es zum einen nah, dass du nicht gerade Publikumsliebling bist, und zum anderen wartet diese scheußliche Prüfung auf dich. Ich hatte mir zwar insgeheim zu Hause vorgenommen, die Prüfungen einfach bei Bedarf abzulehnen, hatte dabei aber nicht mit meinem spontanen Ehrgeiz gerechnet. Bei der Verkündung deines Auszuges aus dem Camp bist du extrem zweigeteilt. Zum einen bedeutet es, dass die Pein ein Ende hat und du schon morgen in seidenen Laken und mit Champagner am Kopfende einschlafen kannst, denn die Abtrünnigen werden schnurstracks ins Versace-Hotel verfrachtet. Auf der anderen Seite musst du dir natürlich auch klarmachen, dass die deutschen Fernsehzuschauer nicht mehr allzu erpicht auf deine allabendliche TV-Präsenz sind. Denn machen wir uns nichts vor, fast jeder, der an einem solchen anstrengenden TV-Format teilnimmt, sucht nicht die Herausforderung oder will Deutschland zeigen, wie er wirklich ist (was Deutschland meistens nicht sonderlich interessiert), sondern ist motiviert durch die gute Entlohnung und die hohe TV-Präsenz. Denn die meisten Dschungelcamper hoffen, doch noch irgendwie berühmt zu werden und neue Sendeformate zu ergattern.

Ich nahm insgesamt an fünfeinhalb Dschungelprüfungen teil und war mir zwischendurch völlig sicher, draußen ganz, ganz unbeliebt zu sein. Das machte mich zwischenzeitlich sehr traurig, aber ich schöpfte stets wieder frischen Mut. Als ich endlich nicht mehr auf den Nominierungslisten zur Dschungelprüfung stand, war ich überglücklich.

Meine Dschungelprüfungen bestanden aus folgenden Herausforderungen: Es ging bereits fies los, denn ich musste unter ständigen Attacken grüner Ameisen ein verdecktes Puzzle puzzeln. In meiner nächsten Prüfung sollte ich in einem Glaskasten liegen, der in drei Abteilungen unterteilt war. In den Kopfbereich wurden circa 15 Huntsman-Spinnen (handflächengroß) gegeben, in den Rumpfbereich an die 20 Ratten, und in den Fußbereich wurde circa sechs Steinkrabben Einlass gewährt. Schuhe und Socken musste ich natürlich vorher ausziehen ... Zu meinem großen Glück mag ich Ratten gern, und so habe ich mir einfach eine zum Beruhigungsstreicheln geschnappt. Dann sollte ich noch irgendeinen Ball in irgendein Loch bugsieren. Diese Prüfung habe ich zwar nicht gewonnen, aber immerhin durchgehalten. Es folgte Prüfung Nummer drei. Wieder waren zwei Glaskästen aufgebaut worden, aber dieses Mal waren sie wie Windmühlenflügel übereinander angebracht worden. Ich stieg in meine Box, Nicole Mieth befand sich über mir in der anderen Box, und wie ich selbst auch mit Gurten gesichert. Die Mühle begann sich zu drehen, und nach und nach wurden 80 000 lustige Dschungelbewohner in unsere Boxen gegeben, also Kakerlaken, Mehlwürmer, die schmerzenden grünen Ameisen, die sich in meinem Hemdträger verhakten und von dort aus meinen Körper erkundeten, riesige Spinnen, und, und, und. Da sich die Boxen ständig drehten, hatten die kleinen Tiere ausreichend Gelegenheit, mit uns in Körperkontakt zu treten. Parallel mussten wir Quizfragen beantworten.

Aus dieser Prüfung gingen Nicole und ich als Sieger mit 10 Punkten hervor. Mit voller Punktzahl im Rücken kehrten wir ins Camp zurück und fühlten uns ein klein bisschen wie Helden. Die vierte Prüfung war die schlimmste von allen: die allseits gefürchtete Essens-Prüfung. Marc und ich waren hier die Verurteilten und stapften gesenkten Hauptes zur Arena. Zwar kündigten Sonja und Daniel die Prüfungen stets verschlüsselt an, doch ließ sich daraus fast immer etwas deuten. Unsere Befürchtungen schienen beim Betreten der aufgebauten Dschungelprüfung zuerst unberechtigt, doch schnell wurden wir über die Spielregeln aufgeklärt. Es war ein Casino mit Billardtisch, einarmigen Banditen und diversen anderen Spielstationen aufgebaut worden. An jeder Station konnte man gewinnen oder verlieren, allerdings war das eigentlich schnuppe, denn irgendetwas Ekliges essen musste man in jedem Fall. Ich probierte einen Straußenanus, biss beherzt in mehrere Krokodilpenisse, knackte mit den Zähnen mehrere Fischaugen auf und stopfte mir eine Tarantel, eine Motte und eine Stabheuschrecke (alle verstorben, denn lebendig hätte ich diese Prüfung verweigert) in das Mündchen. Ich wollte wirklich alles runterwürgen, allein, mein Körper wollte es nicht drin behalten. Außer der Motte war alles schwuppdiwupp wieder draußen, und wir brillierten nicht mit vielen Punkten in diesem Spiel. Allerdings mit einer gewissen Tapferkeit, denn wir haben getan, was irgendwie möglich war. Ich war anschließend in großer Sorge, dass ich den Geschmack der Tarantel wohl nie wieder werde vergessen können, habe ihn aber glücklicherweise dann doch vergessen. Wusstet ihr, dass Taranteln grünen oder blauen Körpersaft besitzen? Nein? Jetzt schon!

Die fünfte Dschungelprüfung gehörte exklusiv den drei Finalisten. Ich stand in einem überdimensionalen Riesen-Monster-Glas und jemand kippte von oben die ekelhaftesten Dinge über mich. Stinkende Fischabfälle, übelriechende Fleischabfälle, irgendeinen Schleim und oben auf, wenn nur noch der Kopf rausguckt, eine Schicht Mehlwürmer, die bissen als gäbe es kein Morgen. Dann musste ich mit der Zunge drei Sterne abdrehen, aufknoten und … noch irgendetwas, an das ich mich jetzt leider nicht mehr erinnere.

Das Allerschlimmste war aber dabei nicht der Gestank und die Mehlwurmbisse, sondern die Kälte. Alle Fisch- und Fleischabfälle waren tiefgefroren und tauten an mir auf. Das tat einfach echt weh. Aber gut, ich habe es überlebt und habe eine Mahlzeit für unser Finalisten-Dinner erspielen können. Zwischendurch gab es noch eine viereinhalbte Dschungelprüfung. Viereinhalb deswegen, weil ich sie gemeinsam mit meinen Mitstreitern zu absolvieren hatte. Wir wurden mit den Köpfen in einen Glaskasten gesteckt, und dann schickte irgendein Mensch mit fragwürdigem Humor an die 30 Schlangen in diesen Kasten, die unsere Gesichter und Hälse inspizierten. Wir hatten die Aufgabe zu buchstabieren und glänzten nicht in jedem Fall. Diese Prüfung war für mich sehr speziell, denn eigentlich hatte ich bis dahin gedacht, ich hätte große Angst vor Schlangen. Doch nach dem ersten Schock waren deren Berührungen eigentlich ganz angenehm und die kleinen Gesichter mit den Kulleraugen und dem irgendwie lächelnden Mündern ganz niedlich, auch, da sie nicht gerade Hunger hatten oder giftig waren. So kann man sich beim Thema Angst eben auch mal irren. An dieser Stelle meiner Erzählung kann es durchaus passieren, dass der eine oder andere Leser dermaßen mit dem Kopf schüttelt, dass die Buchstaben verrutschen und er empört ausruft: »Wie kann die so etwas machen und dennoch behaupten, unter Kontaminationsangst oder irgendeiner Angststörung zu leiden?« Die Frage ist durchaus berechtigt und tatsächlich auch der Grund, wieso ich überhaupt von meinen verschiedenen Dschungelprüfungen berichte. Denn genau diese Frage haben sich einige Zuschauer tatsächlich auch gestellt, und auch einige meiner Mitbewohner im Dschungel haben diesbezüglich mit ihrer Meinung nicht hinter dem Berg gehalten, allerdings netterweise erst nach ihrem Auszug, sodass ich mich weder erklären noch verteidigen konnte. Ich verstehe Zweifel, denn jeder Zwang hat seine eigene komplizierte Logik, die für Außenstehende schwierig nachvollziehbar ist. Spinnen essen kann sie, aber vor dem Bürgersteig hat sie Angst? Das kann doch gar nicht sein! Kann es eben doch.

So habe ich beim Thema Hygiene keinerlei Angst vor Tieren, weder vor deren Berührungen noch vor deren Ausscheidungen.

Auch bei Kindern macht mein Zwang Pause, worüber ich mehr als glücklich bin. Zusammengefasst bin ich also beim Umgang mit »unschuldigen« Lebewesen fast uneingeschränkt in meinem Handeln, denn Zwangserkrankte sind oft sehr idealistisch und haben hochgeschraubte Wertmaßstäbe. Auch in der Natur, fern von jeglichem Zivilisationsmüll, fühle ich mich stets wohl und relativ sicher. Aus diesem Grund kam ich im Camp in den ersten Tagen für meine Verhältnisse relativ gut zurecht. Die Schuhe, die wir bekamen, waren nigelnagelneu, und die Raucher warfen ihre Kippen brav ins Feuer. Mussten sie auch, und zwar nicht etwa, weil ich das so wollte, sondern weil die Campregeln es vorschrieben. Wir mussten die Flora und Fauna unseres Camps sehr sorgsam und umsichtig behandeln, was mir ausgenommen gut gefiel.

Insgesamt ging ich in den 14 Tagen Dschungel meinen Mitstreitern leider ganz schön auf den Geist, was ich nicht beabsichtigte und was mich auch ein klein bisschen traurig machte. Bei mir kommen eben einige verhaltensauffällige Merkmale zusammen, so habe ich parallel zu meinem Zwang auch noch einen recht intensiven Persönlichkeitsstil und war schon immer, na ja, sagen wir mal etwas »Besonderes«.

Ich bin von je her, schwer in Ruhe zu bringen, also eher etwas hyperaktiv, quassele den lieben, langen Tag, finde stets etwas zu lachen, necke gern andere und bin ein kleiner klugscheißender Träumer. Das war natürlich ab und zu schon ein Kontrast zum Verhalten einiger anderer Campgenossen, die die ausgeklügelte Taktik wählten, dem Zuschauer durch Dauerschläfchen und Gar-nichts-sagen ein permanentes Rätsel aufzugeben. Frei nach dem Motto: »Oh, wer ist denn eigentlich die mysteriöse Schlafsackrolle unter dem Farn? Den machen wir mal zum

Dschungelkönig!« Funktioniert hat das bisher noch nie, aber man kann es ja weiter versuchen.

Die Plage, die wir alle vorher nämlich nicht auf dem Schirm hatten, war die Langeweile. Steht ihr mal gegen 7 Uhr in der Frühe auf, habt nur salzlose Pampe zum Frühstück und sitzt dann den lieben langen Tag auf der Pritsche, bis es irgendwann wieder salzlose Pampe gibt und ihr anschließend schlafen sollt. Kein Buch, kein Handy, keine Zeitung, kein gar nichts. Irgendwann verebben die Gespräche, und gegen Ende fragten einige meiner Mitbewohner nur noch in regelmäßigen Abständen, wie spät es war und wie das Wetter werden sollte. Letzteres ergab ja noch irgendwie Sinn, denn wir wurden des Öfteren spontan von heftigstem Sturmregen gepeitscht, aber du liebe Güte, was sollten wir denn mit der Uhrzeit anfangen? Wir hatten keine Uhr, sahen die Sonne kaum und konnten demnach nur erahnen, wie spät es war.

Langsam machte ich mir Sorgen um die geistige Beschaffenheit meiner Mitstreiter. Es half kurz, wenn ich ohne zu zögern antwortete: »Es ist 16:43 Uhr«, dann folgte eine kleine Diskussion, ob nicht doch schon 17:00 Uhr oder aber 17:21 Uhr sei, und dann hatte die liebe Seele sprichwörtlich wieder Ruhe, zumindest vorläufig. Es ist schon echt spannend, was mit Menschen passiert, denen du die gewohnte Tagesstruktur und die Uhrzeit wegnimmst. Für mich war das von Vorteil, denn Menschen mit Zwangsstörungen haben sehr oft keinerlei Struktur im Tag, da der Zwang sie ja rundum in der Schraubzwinge hält. Solche Menschen können in den seltensten Fällen Rücksicht auf die Uhrzeit nehmen. Unter Druck ist der Zwang mit am heftigsten, sodass Zwangserkrankte leider oft unpünktlich sind.

Im Dschungel jedenfalls rettete ich mich, sobald Langeweile oder psychischer Stress aufkam, zu meinen Freunden in die

Natur. Und bald kannte ich jeden Baum, jeden Strauch, jeden Flusskrebs, jeden Piepmatz, jede Schlange, jeden Leguan, jeden Waldtruthahn, jede Spinne und jedes Fröschlein persönlich.

Ich ziehe mich gern aus menschlicher Gesellschaft zurück, da diese für mich meistens anstrengend ist. Kurioserweise sind dabei nicht in jedem Fall die anderen das Problem, sondern manchmal auch ich selbst. Es fällt mir einfach schwer, mich angemessen zu benehmen. Ich bin dann entweder drüber oder drunter und langweile mich schnell, was wiederum zu merkwürdigen Übersprunghandlungen meinerseits führt. So mache ich zu laute Geräusche, erzähle viel zu versaute Witze oder nerve ganz einfach irgendwie. Oft kann ich deshalb meine eigene Stimme nicht mehr ertragen und ziehe mich zurück in meine stille Zauberwelt. Hier entspanne ich, und der Druck fällt von mir ab. Ich sehe Naturgeister, kann mit Tieren reden und reise in andere Zeiten und Welten. Diese Gabe ist mein ganz persönliches Kontrastprogramm zur Wirklichkeit, ähnlich wie der Zwang. Beide sind nicht reale Zufluchten – allerdings verkörpert die eine das Märchen, die andere den Horrorfilm.

Ich weiß noch, wie ich mir als kleines Mädchen immer gewünscht habe, eine Fee oder Elfe zu sehen, gleichzeitig hatte ich aber auch riesengroße Angst davor, denn wenn es die Guten gibt, dann gibt es ja auch die Bösen. Wo Gott existiert, existiert auch der Teufel.

Aber ich schweife ab, weswegen wir jetzt mal wieder flugs einen meiner kleinen Themensprünge machen, für die ich bekannt bin. Doch jetzt bin ich alte Großklappe meiner Leserschaft noch ein Geständnis schuldig – die Sache mit der Toilette. Wie habe ich das also letzten Endes doch noch irgendwie zustande gebracht? Die wildesten Gerüchte kursierten, und einige davon sind tatsächlich wahr. Dass dieses delikate Thema zur Sprache kommt, war mir schon klar, aber ich habe das Risiko in Kauf genommen, hierfür ausgelacht oder ausgebuht zu werden. Mein Stoffwechsel ließ mich in den ersten Tagen komplett in Ruhe, sodass ich dieses Problem zum Glück aufschieben konnte. Bohnen und Reis – da passiert erst mal nicht so viel. Das kleinere Problem habe ich, und das gebe ich an dieser Stelle etwas beschämt zu, stets unter fließendem Wasser gelöst. Wir hatten in beiden Camps Wasserfälle, und da ich mich stets in voller Montur unter diese natürliche Dusche stellte und mich und meine Kleider von oben bis unten abseifte, war ich dankbar über diesen Lösungsweg. Zwischendurch habe ich halt immer so getan, als wäre mir heiß, sodass ich mich flink unter den Wasserfall stellen konnte, ohne zu sehr aufzufallen. Wir Zwangskranken verwenden einen Großteil unserer Kreativität dafür, die Anforderungen des Alltags zu bewältigen. Natürlich ist man nicht gerade stolz darauf, dass man die Dinge auf diese Art löst, und man erniedrigt sich dadurch auch immer ein bisschen vor sich selbst. Aber man lebt und überlebt – und das habe ich.

Zu meiner allergrößten Verwunderung ging ich als Vorletzte aus dem Camp und wurde von den TV-Zuschauern zur Dschungelprinzessin gekürt. Ich war dermaßen perplex und glücklich darüber, dass man mich zum Großteil so akzeptiert hatte, wie ich war, mit all meinen Auffälligkeiten und Macken – und bin es heute noch. In den Momenten, in denen ich kurz vorm Aufgeben war, habe ich stets an alle Betroffenen draußen gedacht, und wie viel Mut ich ihnen machen könnte, wenn ich trotzdem durchhalte.

Meine Mitbewohner hatten unter meinen Zwängen im Grunde eigentlich nicht allzu viel zu leiden. Die einzige Rücksichtnahme erbat ich mir beim Verteilen des Essens, da wollte ich die Erste sein, die sich ihre Portion aus der Pfanne oder aus dem Topf nahm, da sich alle anderen mit ihrem benutzten Esslöffel Nachschlag nahmen. Auch beim Zubereiten der Speisen sollte ein unbenutzter Holzlöffel und ein Küchenmesser verwendet werden, und nicht gebrauchtes Besteck. Ich glaube, das war zumutbar. Zumal ich aus diesem Grund der Einfachheit halber oft das Essen selbst zubereitete. Das Abwaschen musste ich dann leider wieder den anderen überlassen, was im Camp keine richtige Strafe war, denn man war froh über jede Betätigung.

Gegen Ende der Zeit im Camp wurde mein Frage- und Absicherungszwang leider wieder schlimmer, da immer mehr Routine Einzug hielt und die Dinge um mich herum wieder eine Hygiene-Geschichte bekamen, sodass ich meine Mitcamper mit der »Zu wie viel Prozent ist das sicher?«-Frage belästigen musste. Das Problem hierbei war, dass meine Verunsicherung stieg, je deutlicher ich spürte, dass ich den anderen damit auf den Keks ging. Und da Verunsicherung die Zwänge verstärkt, setzte sich eine Spirale in Gang. Kurz gesagt: Je stärker man merkt, dass man die anderen nervt, desto öfter muss man fragen. Bei diesem Zwang muss die Antwort immer »100 Prozent« sein, wobei man den Gefragten mit unterschiedlichen Formulierungen wie »Zu wie viel Prozent ist es sicher?« und »Zu wie viel Prozent ist es nicht möglich?« durcheinanderbringt. Da zu diesem Ritual auch ununterbrochener Augenkontakt notwendig ist, ist dieser Zwang für keinen der Beteiligten in irgendeiner Art unterhaltsam.

Der Toilette habe ich mich dann doch irgendwann im Duell gestellt, denn irgendwann ließ sich die Auseinandersetzung mit ihr nicht mehr umgehen. Zum Glück waren wir da nicht mehr allzu viele und hatten echt fleißige Männer, die das Klo blitzeblank putzten. Ein stabiler Stock zum Öffnen des Deckels und andere freundliche Helferlein ließen mich auch diese Hürde letztendlich nehmen.

Gegen Ende des Camp-Abenteuers hatten wir letzten drei Überlebenden Marc, Florian und ich, uns so sehr in diese Welt eingelebt, dass wir nicht wirklich davon ausgingen, dass uns da jemals irgendwer wieder rausholen würde. Dass einem die Zeit so unendlich lang vorkommen kann ...

Als dann Sonja und Daniel zum letzten Mal verkündeten, wer geht, und ich an der Reihe war, war das für mich wirklich wie ein Film. Wie im Traum stolperte ich den beiden hinterher, hetzte über die schaukelnden Hängebrücken, gab letzte Interviews und war wieder im Leben, im Licht. Die Sonne verwöhnte meinen Körper, und ich war endlich wieder frei und überglücklich.

Vor dem Zusammentreffen mit den anderen hatte ich zum Glück Gelegenheit, in einem hübschen, kleinen Hotel endlich mal wieder nackt mit warmem Wasser und duftender Seife lange und gründlich zu duschen. Endlich konnte ich meine mit Dschungel getränkte Kleidung, die ich seit 14 Tagen am Leib trug, ausziehen und mich mal wieder schick machen. Eine wunderhübsche Stylistin tat anschließend ihr Bestes, um unsere eingefallenen Wangen wegzuschminken, und vollbrachte dabei wahre Meisterwerke. Dann trafen wir auf die anderen.

Ich hatte mit vielem gerechnet, aber nicht mit so viel gehäufter Ablehnung. Schon auf der Fahrt zum kleinen Dusch-Hotel hatte meine Fahrerin angedeutet, dass mein Verhalten neben Sympathie und Zuspruch auch Ablehnung hervorgerufen habe. Damit hatte ich gerechnet, aber doch nicht von Seiten meiner Mitcampern. Im Camp waren alle extrem rücksichtsvoll gewesen, ja, manchmal hatten sie dabei sogar etwas übertrieben, sodass ich mich zu Beginn tatsächlich etwas eigenartig »behandelt« gefühlt hatte. Ich hatte den anderen mein Leiden vorgestellt, damit keine Missverständnisse aufkommen würden, und hatte jeden eindringlich gebeten, bei Problemen auf mich zuzukommen, da ich absolut offen mit meinem Leiden umgehe und auf jede Frage antworten wollte. Aber nein, man hatte mir stets versichert, dass alles in bester Ordnung sei.

Wahrscheinlich war es mal wieder der Branche geschuldet, dass man es mir scheinbar irgendwie übelnahm, dass ich dann doch so weit gekommen war. Keine Ahnung, auf jeden Fall schossen einige meiner ehemaligen Camp-Genossen Vorwürfe wie Pfeile auf mich ab, dass mir die Ohren klingelten. Ich würde alles nur schauspielern, um mich ins Gespräch zu bringen, ich würde mich nur vermarkten wollen, und, und, und ... Erst war ich wütend, dann resignierte ich. Auf der Fahrt ins Versace-Hotel saß ich ganz allein für mich, und keiner redete mit mir. Na ja, kam ich eben wieder einmal genauso allein nach Hause, wie ich angekommen war. Wieder einmal keine Freunde gefunden.

Das tolle Hotel vertrieb die trüben Gedanken, und auch wenn ich nur eine Nacht dort schlafen durfte, genoss ich das in vollen Zügen. Natürlich war auch diese Zeit vollgepackt mit Interviews und TV-Aufnahmen, an Hand derer ich schon deutlich zu spüren bekam, dass, obwohl mich so viele Menschen zur Prinzessin gewählt hatten, es doch etliche Zuschauer gab, denen ich auf die Nerven gegangen war, und die mir mein Leiden einfach nicht abnahmen.

Am anderen Tag erwartete uns der Transferbus zum Flughafen bereits gegen 10 Uhr vormittags, also stellte ich mir meinen Wecker auf 7 Uhr früh und glitt zunächst noch einmal in den himmelblauen, warmen Pool. Dann legte ich mich auf den künstlichen weißen Sandstrand, fühlte mich in meinem, auch nach meinen Maßstäben endlich einmal ganz schlanken Körper pudelwohl, bestellte einen Cappuccino und beobachtete die bunten Papageien in den Palmen über mir. Die Sonne wärmte schon wunderbar, und ich versprach mir, nie zu vergessen, wie wundervoll das Leben ist. Und das nicht wegen des Pools, Australien oder den Papageien, sondern einfach, weil man am Leben ist. Eigentlich müsste das jeder von uns einmal im Jahr machen, sich alles wegnehmen lassen, was einem etwas bedeutet und was einem wichtig ist. Wie sehr kann man alles schätzen, wenn man es wiederhat.

Der Rückflug war lustig, aber auch ein bisschen zum Fremdschämen, denn einige meiner Dschungelmitstreiter fielen erschreckend schnell in alte Verhaltensmuster und feierten im Flugzeug eine Ballermann-Schinkenstraße-Party. Die frühen Raus-Flieger hatten sich mit sauteuren Markenprodukten eingedeckt und präsentierten diese stolz am ganzen Körper. Ich bin mir fast sicher, dass bei einigen dafür schon ein stattlicher Teil der Gage im Hotel draufgegangen war. Lautstark und im Bewusstsein des neuen Schein-Star-Status feierten sie benahmen sich einige, als befänden sie sich im Bierkönig auf Mallorca, womit unsere Gruppe die anderen Fluggäste der Business-Klasse ordentlich ärgerten. Neben mir saß eine englische Reiseberichterstatterin, die den Flug nutzen wollte, um einen dringend benötigten Artikel über Australien fertigzustellen, und die schier verzweifelte. In regelmäßigen Abständen sprach sie touretteartig wüste Verwünschungen gegen uns aus und beschwerte sich bei den wieder elfengleichen Stewardessen, die ihr auch nicht helfen konnten.

Doch jeder Flug hat ein Ende und so auch dieser, und irgendwann landeten wir dann auch wieder in Frankfurt. Es war früh am Morgen und das Presseaufkommen war enorm. Die drei Finalisten wurden gleich von der Herde getrennt und in die Medienstadt Köln weiter verfrachtet, wo gefühlt an die zehn TV-Auftritte auf uns warteten. Wir wurden herumgereicht wie ein Eimer Sangria und wussten bald unsere Vornamen nicht mehr. Irgendjemand teilte mir mit, dass Marc und ich in den nächsten Tagen auch einen Auftritt bei *stern TV* hätten, was ich zunächst nur am Rande zur Kenntnis nahm. Viel mehr freute ich mich darüber, dass man meine Mami hatte einfliegen lassen, sodass ich mir nicht mehr ganz so einsam vorkam. Irgendwann später plumpsten wir nach mehreren Cocktails in die Hotel-Bettchen, und in diesem Moment fühlte ich mich tatsächlich pudelwohl.

9. Kapitel

DARF ICH VORSTELLEN: MEINE ZWÄNGE

Es ist nun an der Zeit, dir, lieber Leser, meine Zwänge im Einzelnen auch von mir persönlich noch genauer vorzustellen. Das gebietet nicht nur die Höflichkeit, sondern hoffentlich auch deine Neugierde.

Ich leide seit circa 1990 unter Zwangs- und Angststörungen. Die Zwangsstörung hat hierbei zwei Gesichter, die sich fieserweise häufig gegenseitig bedingen – die Zwangsgedanken und die Zwangshandlungen. Zwangsgedanken kann man sich zum Beispiel wie eine aufdringliche Melodie vorstellen, die, so viel wir uns auch dagegen wehren, unser Köpfchen immer wieder abspielt. Oft sind es sogar Lieder, die wir nicht einmal besonders mögen. Diese fallweise »verrückten«, aufdringlichen Gedanken und Bilder erleben auch normale Menschen, ohne dass man diese als Zwangsgedanken bezeichnen müsste. Diese Gedanken verschwinden meist von allein und werden vom Alltag und durch Ablenkung unwichtig. Die von einem Zwangspatienten erlebten Gedanken und Bilder werden von extrem unangenehmen Gefühlen wie Angst, Unruhe bis hin zu Panik begleitet. Sie schränken den Betroffenen in seiner Lebensqualität erheblich ein. Zwanghaftes ständiges Grübeln über ein und denselben

Sachverhalt quält den Betroffenen. Den quälenden und lästigen Zwangsgedanken werden in vielen Fällen Zwangshandlungen entgegengestellt, die die Intensität der unangenehmen Angst- und Panikgefühle eindämmen sollen. Zwangshandlungen treten in den meisten Fällen in ritualisierter Form auf, das heißt, sie werden in starren, geregelten Abläufen durchgeführt. Das Paradoxe dabei ist, dass der Zwangserkrankte sich der Sinnlosigkeit seines Handelns im Grunde durchaus bewusst ist, sich allerdings dennoch kaum oder wenig dagegen wehren kann. Die Neurowissenschaft begründet das mit permanenten Fehlermeldungen des Gehirns, die eine verzerrte Illusion von Realität erschaffen. Die Rituale führen meist zur kurzfristigen Reduktion der unangenehmen Gefühle und werden deshalb immer wieder durchgeführt. Das Verhalten dominiert den eigenen Willen, und man schaut sich gegen diesen eigenen Willen beim »Verrücktsein« zu.

Die Zwänge treten fast immer im hübsch geschnürten Päckchen auf, sodass zum Beispiel Menschen mit Waschzwang auch oft unter einem Kontrollzwang und anderen Zwängen leiden. Ängste und Zwänge gehen hierbei leider oft nahtlos ineinander über, wie in meinem Fall zum Beispiel die Angst vor Kontamination, die den Waschzwang bedingt und umgekehrt. Viele Nicht-Betroffene gehen automatisch davon aus, dass Angst vor Kontamination auch Angst vor Verschmutzung bedeutet und unterliegen damit einem Fehlschluss. Hier hakt sich nämlich auch noch eine Art des magischen Denkens ein, da ich in den meisten Fällen vor unsichtbarer Verseuchung oder ähnlichem unsichtbaren Unheil Angst hatte. Die Grundlage sind wieder Zwangsgedanken. Oder besser: Gedankenketten, die sich in der Praxis dann so auswirken können:

Da ich seit Jahren wie der *Predator* aus den Filmen alles beobachtete und scannte, was sich um mich herum abspielte, sah und speicherte ich jede »gefährliche« Kleinigkeit. So zum Beispiel den Fuß meiner Begleiterin, der vorhin auf ein für mich suspektes Bonbonpapier getreten ist. Im Café tritt die Dame mit diesem »verkeimten« Fuß versehentlich unter dem Tisch leicht an mein Bein. Ihre Entschuldigung nahm ich zwar nach außen hin cool lächelnd entgegen, doch in meinem Inneren tobte ein Panik-Tornado. Jetzt war oberstes Gebot meiner Horrorszenario-Regel, dass nichts von meinen Sachen mit der hochgefährlichen Stelle an der Hose, die ich noch Stunden später genau fühle (ja, ich fühle sie!), in Kontakt kommt. Passierte es trotz aller Vorsichtsmaßnahmen dennoch, wenn zum Beispiel meine Einkaufstüte mit Kosmetikbedarf die Stelle am Bein berührte, dann war die Tüte auch »verseucht«, und ich konnte die Waren zum Großteil nicht mehr nutzen. Oder aber ich setzte mich zu Hause aus Versehen mit der kontaminierten Hose auf die Couch, so war die Couch an der Stelle verseucht und gefährlich. Da half nur: Hose schnell ausziehen, Beine desinfizieren, Füße desinfizieren, neue gewaschene Hose anziehen und natürlich die Couch desinfizieren. Nun nur noch flink die »verkeimte« Hose in die Waschmaschine stecken, Waschmaschine desinfizieren und die Hose einzeln mehrfach mit Desinfektionsmittel waschen. Dann nur noch Hände desinfizieren, und schon hatte man die vermeintliche Gefahr gebannt.

Und das war nur eine Mini-Situation aus meinem Zwangsalltag. Dazu kamen Trittbrettfahrer wie zum Beispiel akut auftretende hypochondrische Befürchtungen, Essstörungen im Zusammenhang mit »kontaminierten« Lebensmitteln, die nach Verzehr aus Angst wieder ausgebrochen werden mussten, sowie eine Körperschema-Störung, also die Unfähigkeit, mich in den realen Körpermaßen erkennen zu können (ich fand mich immer fett und extrem massiv und sah das auch im Spiegel), was nach exzessivem Fressen ebenfalls Erbrechen nach sich zog. Dazu noch Kontrollzwänge samt daraus resultierenden Depressionen. Und sollte einer dieser Zwänge schwächer werden, füllten diese Lücke die Angst vor Haarausfall, die Angst zu Erblinden oder die Angst, sich auf die Lippe, Zunge oder Mundbereich gebissen zu haben. Das alles musste irgendwie so über den Tag verteilt werden, dass das Lachen und sich irgendetwas Gutes tun, noch irgendwo Platz finden.

Zwänge machen oft einsam, da man diese entweder versucht zu verheimlichen oder vor lauter Angst nicht mehr aus dem Haus geht und nicht mehr am Leben teilnimmt. Zwangserkrankungen werden auch häufig als »die heimliche Krankheit« oder »die Scham-Krankheit« bezeichnet. Lebensqualität ist für die Betroffenen oft schwer zu finden, und so ist man oft einfach nur erleichtert, wenn Väterchen Schlaf einen gnädig betäubt, denn am nächsten Morgen geht der Kampf ums Leben und Überleben schon wieder weiter. Und täglich grüßt das Murmeltier ...

Das ist jetzt natürlich alles sehr kompakt und vereinfacht erzählt. Deswegen erkläre ich die einzelnen Zwänge mal ein wenig ausführlicher. Ist ja mein Buch, also darf ich das. Beginnen wir mit dem Kontrollzwang, da dieser noch am besten nachvollziehbar ist.

Der Kontrollzwang

Meiner Meinung nach ist dieser Zwang derjenige, der auch von normalen Menschen am ehesten nachvollzogen werden kann, weil man von ihm sehr oft hört, liest oder man ihn sogar bei sich selbst in geringem Maß beobachten kann. Ein Klassiker ist hierbei die Befürchtung, nach dem Verlassen der eigenen geliebten vier Wände vergessen zu haben, das Bügeleisen abzustellen. Oder man ist sich unsicher, ob der Herd noch angeschaltet ist oder der Wasserhahn wirklich zugedreht.

Diese Art der Zwangsbefürchtungen bildet die zweitgrößte Gruppe der Zwangs-Erkrankungen. Diese Zweifel am eigenen Handeln kennen bestimmt recht viele Menschen. Normale Menschen erschrecken im Fall des nachträglichen Zweifels kurz, gehen im Kopf die einzelnen Handlungen vorm Verlassen der Wohnung noch mal durch, erinnern sich dann an den entscheidenden Handgriff und können sich schnell wieder beruhigen. Schwuppdiwupp ist der kurzfristig beunruhigende Gedanke auch schon wieder weg.

Den Unterschied zwischen diesem normalen Zweifel und einem zu therapierenden Zwang macht im Großen und Ganzen die Beeinträchtigung des Betroffenen im Alltag aus. Denn wofür der normale Mensch nur ein paar Sekunden benötigt - Nachdenken, ob der Herd aus ist und schließlich feststellen: ja, ist er – ergibt für den Zwangserkrankten augenblicklich eine anstrengende und zeitraubende Zwangshandlungskette.

Menschen, die unter Kontrollzwängen leiden, trauen ihrer eigenen Wahrnehmung nicht mehr. Der lästige Zwangsgedanke, sie könnten sich ja irren, fehlerhaft handeln und durch diese Nachlässigkeit ein größeres Unheil heraufbeschwören, lässt sie nach dem Verlassen der Wohnung mehrfach umkehren, um den Haushalt einer Nachkontrolle zu unterziehen. Die Zwangsgedanken treten hierbei oft entgegen jeder Logik in Gedankenketten auf. Gedankenketten, die im Hirn des Betroffenen maximales Unglück infolge befürchteter katastrophaler Kettenreaktionen nach sich ziehen. Man bezeichnet diese Art der Zwangsgedanken als »katastrophierendes Denken«.

Im Kopf des Betroffenen kann das dann so aussehen: »Wenn ich den Herd angelassen habe, könnte sich die Küchenrolle durch die aufsteigende Hitze aus der Plastikverankerung lösen und auf der Platte landen und Feuer fangen. Die Wohnung samt Katzen und Familie, dazu alle anderen Leute im Haus werden also einem qualvollen Feuertod zum Opfer fallen und ich müsste dann mein ganzes restliches Leben mit dieser übermächtigen Schuld leben und jämmerlich leidend und verarmt dahinvegetieren.« Was bedeutet es im Angesicht einer solch düsteren Zukunftsprognose, einfach noch mal schnell nachzuschauen, ob der Herd auch wirklich aus ist? Nur noch einmal – einmal ist schließlich keinmal, nur ganz schnell!

Und schon hat dich das tückische Hamsterrad des Zwangs am Wickel. Die Folge dieses Handelns ist nämlich, dass wir in ähnlicher Situation beim nächsten Mal noch unsicherer sind und uns noch weniger zutrauen, so einfache Handgriffe ordnungsgemäß auszuführen. Der Zwang nährt sich hierbei stetig selber, da die Kontrollhandlungen immer länger dauern und immer häufiger wiederholt werden müssen, ehe der Gedanke im Hirn des Erkrankten Einzug hält, dass jetzt wirklich alles in Ordnung ist. Beziehungsweise sein könnte, denn oft ist es einfach nur noch die Erschöpfung, die einen die lästigen und extrem anstrengenden Kontrollprozesse beenden lässt.

Die Betroffenen verwenden bei diesen ritualisierten Nachkontrollen oftmals individuelle Sicherheitszahlen, die die Anzahl der zu wiederholenden Kontrollhandlungen festlegt. Auch diese erhöhen sich stetig und nehmen immer mehr Lebenszeit in Anspruch. Innerhalb der Kontrollwiederholungen verharrt man zusätzlich in einer Art Erstarrung, da man sich einfach nicht aus der Situation lösen kann. Wie ein Zombie gehorcht man einer bizarren Logik. Die Füße sind wie festgeschweißt, und man kann sich von der Tür, der Kerze oder dem Gerät einfach nicht lösen.

Mir als Profi mit jahrzehntelanger Erfahrung reichte die Wahrnehmung durch die Augen allerdings schon lange nicht mehr, da der Wasserhahn beim minutenlangen Anglotzen vor meinen Augen verschwamm. Ich musste zusätzlich den Hebel des Hahnes so doll herunterdrücken, dass meine Fingerknöchel weiß wurden und mein Unterarm vor Anstrengung schmerzte. Erst dann konnte ich die Möglichkeit in Betracht ziehen, dass der Hahn wirklich zugedreht ist, und hoffte, dass ich mich auch außerhalb der Situation noch daran erinnern kann.

Auch Fotos des abgeschalteten Herdes mit dem Handy sind bei Kontrollzwänglern an der Tagesordnung. Andere schauen sich verträumt ihre geliebten Nichten und Schmusetiger an, wir jedoch sammeln lediglich Bilder von unseren Herdknöpfen. Die Angst vor der Angst ist eine Grundbefürchtung, die bei fast jedem Zwang gleich ist. Das heißt, es wird nicht nur die Katastrophe befürchtet, sondern auch der Umstand, dass man sich durch nachträgliche Angst den Tag, den Urlaub oder die Weltreise verdirbt. Wer möchte schon auf dem Gipfel des Mount Everest darüber nachgrübeln, ob der Herd aus ist ... Das Kuriose an Absicherungen wie Fotos oder Ähnlichem ist übrigens, dass ich mich nicht daran erinnern kann, irgendwann später – auf einer Party beispielsweise – nochmal zur nachträglichen Versicherung draufgeschaut zu haben. Aber wie gesagt, Zwang und normale Logik haben wirklich fast nichts miteinander zu schaffen.

Die Kontrollhandlungen betrafen in meinem Fall sämtliche Türschlösser, den Herd, Glühbirnen, Fenstergriffe, Wasserhähne, Heizkörper, Kerzen, Stecker und Steckdosen, sämtliche Elektrogeräte sowie Bremse und Türschloss des Autos. Früher brauchte ich fast eine ganze Stunde, ehe ich meine Zweiraumwohnung verlassen konnte. Wird der ritualisierte Kontrollvorgang durch ein Geräusch wie Telefonklingeln, Katzen-Miau oder einem ähnlichen Störenfried unterbrochen, muss von Neuem begonnen werden. Versucht ein Freund oder ein geschätztes Familienmitglied einen aus der Situation zu bugsieren, reagiert man ausfallend, wütend und überhaupt äußerst unangemessen. Davon ist also zum Wohl aller Anwesenden eher abzuraten.

In vielen Fällen versuchen Betroffene geschickt, Familienmitglieder, Nachbarn und Lebenspartner mit in den anstrengenden Kontrollprozess einzubeziehen, um somit die Verantwortung für das eigene Handeln quasi abzugeben. Auch das sollte auf jeden Fall vermieden werden. Die für alle stressige Situation wird für den Moment zwar gelöst, allerdings steigen der Selbstzweifel und die Unsicherheit beim Betroffenen, wodurch der Kontrollzwang weiter gefestigt wird.

Weitere Tipps für den richtigen Umgang mit Zwangserkrankten und für deren Freunde und Angehörige halte ich an anderer Stelle dieses Buches gern bereit.

Die Kontaminationsangst / Der Reinigungs- und Waschzwang

Diese Angst in Kombination mit dem Waschzwang quälte mich am heftigsten, denn er hielt mich in ständiger Halbachtstellung und ist zudem wahrscheinlich verantwortlich für meinen Bandscheibenvorfall, meine starken Verspannungen und diversen

Muskel- und Gelenkschmerzen. Wie ein eifriges Erdmännchen auf seinem Hügel, hielt ich jede wache Minute meines Tages in Dauerspannung nach möglichen Gefahren Ausschau.

Die von Kontaminationsangst Betroffenen verspüren panische Angst oder Ekel vor Bakterien und Keimen, unsichtbarem Unheil, chemischen Substanzen sowie Körperflüssigkeiten oder sonstigen Ausscheidungen des Körpers. So löst zum Beispiel das Benutzen einer öffentlichen Toilette oder aber der Kontakt mit Zivilisationsmüll massive Verunreinigungsbefürchtungen aus. In meinem Fall reichte schon die Nähe eines Mülleimers oder – mein einstiger persönlicher Super-GAU – das Treten auf eine Zigarettenkippe aus, um mich in Panik zu bringen. Der bloße Anblick der vermeintlichen Kontaminationsgefahr fühlte sich bereits an wie eine tatsächliche Verunreinigung, sodass ich auch oft Sachen wegwerfen musste, die ich anhatte, als ich zum Beispiel ein verdächtiges Taschentuch auf der Straße liegen sah. Die Angst aus der vermeintlich gefährlichen Situation hängt an dem Kleidungsstück und kann unter Umständen ganze Bereiche im Auto oder in der Wohnung mit verseuchen. Gerade vor meinem Auto hatte ich aus diesem Grund bereits panische Angst, sodass nur der Anblick des Wagens ausreichte, um mich zur Flucht zu verleiten.

Meine alte Wohnung war zu 85 Prozent durch »kontaminierte« Gegenstände und Kleidungsstücke verseucht, von denen ich mich nicht trennen wollte, obwohl sie angstbesetzt waren. Zum Schluss konnte ich keinen Schalter mehr betätigen, keine Klinke mehr drücken und fast keine Tür mehr ohne Hilfsmittel benutzen. Ich lebte nur noch in meinem acht Quadratmeter großen Wintergarten, und mir blieb nur der Ausweg, in eine neue Wohnung zu ziehen, in die ich natürlich nichts aus der alten

Angst-Wohnung mitnehmen konnte, um die Angst nicht mit umziehen zu lassen. Tja, Zwänge gehen auch heftigst ins Geld.

Die Kontaminationsangst versucht, dich ständig in die Enge zu treiben, und ohne Hilfe ist sie dabei auch äußerst erfolgreich. Man erstellt Kontaminationshierarchien, kauft literweise Desinfektionsmittel und verfängt sich rettungslos im Labyrinth aus Zwangsgedanken und daraus resultierenden Zwangshandlungen. Wie beim Kontrollzwang sind ritualisierte Wiederholungen dieser Handlungen eine enorme Beeinträchtigung für den Betroffenen. Die ständig kreisenden Zwangsgedanken lassen dabei kaum Platz für die angenehmen Dinge des Lebens, man lässt keinen rein und an sich ran, versucht, sein Leiden zu verstecken und vereinsamt erneut. Der Tagesablauf verliert gänzlich an Struktur, und soziale Beziehungen werden verhindert und gehen in die Brüche. Ist man ganz allein, dann hat der Zwang exakt das, was er wollte: dich endgültig in seiner Gewalt.

Mit dem Gefühl der Verunreinigung, der Kontamination, geht für den Betroffenen ein extrem beunruhigendes Unbehagen einher, das durch ausgiebiges übertriebenes Reinigungsverhalten vertrieben werden soll. An dieser Stelle beginnen die Waschzwänge, denn ähnlich wie beim Kontrollzwang stellt sich das erhoffte Gefühl der sicheren Sauberkeit trotz übertriebenen Waschens nicht ein. Auch hier setzen Verstand, Logik und Vernunft komplett aus, und die Hände, der verseuchte Gegenstand oder der verunreinigte Ort werden oft stundenlang mit übertrieben scharfen Reinigern geschrubbt. Auch hier spielen ritualisierte Wiederholungszahlen eine wichtige Rolle. Wer unter magischem Denken leidet, hat es hierbei zusätzlich besonders schwer, denn für mich waren zum Beispiel die Zahlen 4 (Todeszahl), die Zahl 6 (Teufelszahl) und die Zahl 13 (Unglückszahl) unbrauchbar. Zahlen in ihrer Nähe fühlten sich dann nicht gut an, darunter ist zu wenig, drüber ist eine gerade Zahl, die nahm ich auch nicht gern, sodass man seine Hände unter dem verfluchten Wasserhahn einfach nicht mehr hervorbekommt. Das weiße Rauschen im Kopf übernimmt den Weg in den ferngesteuerten Zombie-Status. Auch hier ist der Ablaufplan der Rituale oft durch den durchgeknallten Regisseur in unserem Hirn vorgegeben und muss genau befolgt werden. Zuwiderhandlungen ziehen Neustart nach sich. Da kann man schon manchmal von Sonnenaufgang bis Sonnenuntergang beschäftigt sein ...

Das magische Denken

In meiner Kindheit war ich bis ungefähr zur zehnten Klasse recht überzeugt davon, dass ich meine menschliche Gestalt demnächst aufgebe und in den Status einer Fee oder eines sonstigen Geisterwesens übergehen werde. Nun war das damals in der DDR nicht so wie heute, wo jedes Mini-Mädchen irgendeine Disney-Märchenfee mit parallel dazu passend produzierter Plastikpuppe und Glitzerpferdchen sein will, sondern bei uns herrschte realer Sozialismus! Da war dieser Wunsch ein infantiler Verrat am kommunistischen Manifest! Bei uns wurde man Bäcker, Fleischer oder Verkehrspolizist!

Nun ja, was soll ich sagen, so ab Mitte der 11. Klasse ahnte ich dann, dass aus diesem Zukunftsplan nun wohl doch nichts mehr wird und desillusioniert wandte ich mich dem Pauker-Beruf zu. Ich wurde Lehrerin für Germanistik und Kunst und unterrichtete kurzzeitig am Gymnasium meines Heimatstädtchens, bis ich meine Laufbahn als Mitarbeiterin in einer Techno-Disco startete. Ich war und bin sehr fantasievoll, ein Umstand, der, wie ich zu meinem Leidwesen erfahren habe, den Zwang begünstigen kann. Als ich also im Krankenbericht las, dass ich unter anderem auch unter »magischem Denken« leide, dachte ich naives Dummerchen doch tatsächlich: Wow, cool! Na, endlich hat es mal geklappt mit der Magie. Doch Pustekuchen, magisches Denken ist für Zwangserkrankte so hilfreich wie ein Loch im Kopf. Als magisches Denken wird in der Psychologie eine Erscheinungsform des gestörten Denkens bezeichnet, bei dem der Patient irrtümlich annimmt, dass seine Handlungen, Worte oder aber seine Gedanken Einfluss auf ursächlich nicht verbundene Geschehnisse nehmen, diese verursachen oder verhindern können. Die tatsächlichen Zusammenhänge von Ursache und Wirkung werden hierbei ignoriert, da man quasi von einer magischen, nicht realen Übertragung ausgeht.

Ob »Spinne am Morgen bringt Kummer und Sorgen« oder »Schwarze Katze von links nach rechts, da pecht`s, von rechts nach links, Glück bringt's«, Schornsteinfeger als Glücksbringer streicheln, nicht unter einer Leiter durchgehen – die Beispiele für magisches Denken im Alltag sind uns nur zu gut bekannt.

Aberglaube fußt grundsätzlich auf magischem Denken, und wenn ich Salz verschütte, muss ich mir etwas vom verschütteten Salz über die linke Schulter streuen und dreimal ausspucken, lobe ich mein Wohlbefinden, muss ich dreimal auf Holz klopfen. So hat wohl jeder seine magischen Maröttchen im Alltag integriert. Als Wahrnehmungstäuschung und weitestgehend akzeptierter Aberglaube ist das auch gar kein Problem. Menschen, die zwanghaft unter magischem Denken leiden, haben die quälende Befürchtung, es könnte etwas Schlimmes passieren, wenn sie bestimmte Handlungen vornehmen oder unterlassen. So klagte mir einst ein junges Mädchen, das von einem Tag auf den anderen von folgendem Zwangsgedanken belästigt wurde, sein Leid:

Sie glaubte dass, wenn sie nicht vor jedem Handgriff auf ihrer Arbeit neun Mal in die Luft guckt, ihrer Mutter etwas Schlimmes zustoßen würde. Die junge Frau arbeitete am Schalter einer Bankfiliale und niemand konnte sich ihr merkwürdiges Verhalten erklären. Magisches Denken bildet ebenso die Grundlage für viele schreckliche Zwänge, die den Betroffenen zwingen, durch die Kombination aus eigener innerer Erpressung und großer Angst vor Schuld, quälende Zwangshandlungen wiederholt vorzunehmen. Viele der Erkrankten sind berufsunfähig und erniedrigen sich selbst tagtäglich.

Die Gefahr bei zwanghaftem magischem Denken liegt hierbei in der Manipulierbarkeit sowie in der Irrationalität, die das Schutzbedürfnis von Menschen mit magischem Denken begründet. So gab es in meiner alten Wohnung zum Beispiel zahlreiche Bereiche an Wand und Boden, die ich keinesfalls berühren oder überlaufen durfte, denn sonst traf mich vermeintlich ein schreckliches Unheil. Auch Gegenstände und Kleidungsstücke waren dahingehend verflucht.

Wer im Übrigen den Film *The Aviator* gesehen hat, dem armen Leonardo di Caprio alias Flugzeugbauer Howard Hughes geht`s dort ähnlich.

Parallel zu diesen drei psychischen Hauptstörungen forderten auch hypochondrische Befürchtungen, depressive Verstimmungen, eine Essstörung sowie kleinere Begleitängste ihren Tribut. So konnte ich mich lange Zeit nur mit Gummihandschuhen waschen, damit ich möglichst wenig von meinem Körper spürte. Wann immer ich irgendeine Erhebung, einen Muskelstrang oder Knochen und ähnliches spürte, kam sofort eine Riesenangst, es könnte eine unnatürliche gefährliche Veränderung in meinem Körper vonstattengehen. In diesen Momenten fehlte mir die Luft zum Atmen, und mein Puls raste. Durch mehrfaches Betasten und Befühlen der entsprechenden Körperstelle, auch nach rituellen Zahlen geregelt, verbunden mit Sprach- (eine bestimmte Wortzeile »butterweich und zart« wurde immer wieder wiederholt) und Handlungszwängen (rituelles Unendlichkeitssymbol um die betreffenden Stellen), versuchte ich, die Panik in den Griff zu bekommen, bis die Vernunft irgendwann wieder eine Chance hatte. Schaffte ich es nicht, musste ich mich wieder einmal zum Röntgen anmelden, wo man mich schon kannte und mich oft mit der wohlmeinenden Ermahnung »Na, Frau Rackwitz, jetzt wollen wir Sie hier aber frühestens in zwei Jahren wiedersehen« verabschiedete. Diese scheinbare Beruhigung hielt unter Umständen nicht allzu lange an, denn unser Körper hat an zu betastenden Stellen so einiges zu bieten.

Als ich noch in einer Beziehung lebte, habe ich meinen Freund immer mit einem Seitenblick beim Sex mit mir beobachtet, da ja dort doch so einige Körperstellen berührt werden. Sobald er irgendwie merkwürdig schaute, was ja in solchen Augenblicken durchaus vorkommen kann, geriet ich in Panik und unterlag nach der Aktion dem Fragezwang. Warum hast Du an dem Punkt die Stirn gerunzelt? Hast Du irgendetwas Beunruhigendes gefühlt? Zu wie viel Prozent bist Du Dir sicher, dass es in Ordnung ist?

Bei diesem »Zu-wie-viel-Prozent-Fragezwang« muss die Antwort des Gegenübers wie gesagt stets 100 Prozent sein, bevor ich mich beruhige, egal wie unsinnig das auch ist. Dass hier keine echte Romantik aufkommen kann, ist, glaube ich, nachvollziehbar. Allerdings war die Beziehung zu diesem Zeitpunkt auch nicht mehr sehr harmonisch und ging dann auch bald zu Ende.

Nun zum Thema Essstörung, und gleich vorneweg gesagt: Ich liebe es, zu essen. Sollte mich mal an irgendeiner Stelle jemand fragen, was mir wichtiger ist, Sex oder Essen, dann würde ich binnen einer Nanosekunde »Essen« in die Welt posaunen. Und trotzdem, so gern ich auch aß, so streng verbot ich es mir ständig.

Ich hatte dabei den Plan, durch diese Askese irgendwann einmal so dünn zu werden, dass ich endlich mindestens zwei bis drei Wochen lang ohne schlechtes Gewissen alles essen durfte, also am Tag zwei Goldbroiler (das sind Brathähnchen, falls ihr nicht aus dem Osten des Landes stammt), zwei Erdbeer-Sahne-Torten, einen Eimer Kartoffelbrei mit Sahne inklusive Nussbutter und Zwiebeln, einen ganzen Gehacktes-Igel, einen Topf Soljanka mit riesengroßen Fettaugen obenauf und so weiter und so weiter ... Und das alles natürlich, ohne dabei dick wie ein Schneemann zu werden. Denn wenn ich in den Spiegel schaute, sah ich da fast immer ein plumpes, unförmiges Wesen.

Darum zählte ich ständig Kalorien, versuchte, die erste Mahlzeit so weit wie es geht hinauszuzögern, kaufte bevorzugt Sachen, die mir nicht richtig schmeckten (älteres Brot, rohes Sauerkraut, megabittere Schokolade), da man davon automatisch nicht so viel isst, und ernährte mich eigentlich zu Hause fast ausschließlich von Tomaten-Gurken-Salat und sonstigem Gemüse. Abends gab es vielleicht mal zwei Kartoffeln oder eine Handvoll Nudeln dazu, ansonsten war`s das.

Diese Mangelernährung führte dazu, dass mir sehr oft schlecht war, ich ständig unterzuckert war und nur wenig Energie hatte. Das wiederum führte dazu, dass ich viel rumlag und mich wenig bewegte. Das wiederum führte dazu, dass ich depressiv wurde und nur wenig abnahm.

Wieder einer dieser sinnlosen Kreisläufe, die man zwar durchschaut, aber irgendwie aus eigener Kraft schwer durchbrechen kann. Denn wer schon einmal unter einer Depression gelitten hat, weiß, wie antriebslos, demotiviert und entmutigt man in einem solchen Loch ist. Man verliert völlig den Bezug dazu, was einem guttut oder nicht, und liegt oder sitzt zum Beispiel stundenlang wie ein nasser Sack Lehm auf der Couch und kann sich nicht bewegen.

Dahingehend war die Angst vor Haarausfall, verbunden mit dem Zwang, tagtäglich alle Haare in der Bürste, im Bett und an der Kleidung zählen zu müssen und sich zwanghaft ständig an den Haaren zu ziehen, ob da nicht zu viele ausfallen, und die Angst zu Erblinden, verbunden mit dem Zwang, sich ständig Lese-Herausforderungen mal mit dem einen und mal mit dem anderen Auge zu stellen, scheinbar ein Klacks.

Neu in meinem Repertoire der Zwänge meldete sich die Angst, mir auf die Zunge, Lippe oder sonstige Mundbereiche gebissen zu haben an, verbunden mit der Zwangshandlung, mir ständig, gern auch in Vergrößerung, meine Zunge und meinen Mundbereich im wahrsten Sinne unter die Lupe zu nehmen. Entdecke ich auch nur die kleinste Unstimmigkeit, kann ich auf längere Sicht nichts mehr essen. Da dieser Zwang recht jung ist, kann ich seiner hoffentlich noch habhaft werden. Ich muss halt »nur« dem Zwang widerstehen, meinen Mundraum im Spiegel zu betrachten. Je länger man einen Zwang nährt, desto schwieriger ist er zu beheben. So, das war es dann erst einmal mit meinen Zwängen, es sei denn, ich wache morgen früh auf und mein Köpfchen hat sich eine neue Folter einfallen lassen.

10. Kapitel

NA DANN MAL PROST!

Oder: Über Wein und andere verführerische Plagegeister

Wann immer man mich zu meiner Einstellung zum Thema Alkohol befragt, werde ich nicht müde zu erklären, ich hätte absolut kein Problem damit, denn ich trinke ihn oft und gern. Seit Beginn meiner Karriere als Partymaus, spreche ich gelegentlich recht gern den geistigen Getränken zu. Damals wurde stets gefeiert, bis kein Auge trocken blieb. Auch die Geschäftswelt, in der ich mich nach der Wende bewegte, war durchaus trinkfest. Ich war in Branchen unterwegs, zum Beispiel Autoverkauf, Immobilienmakler, Medienbranche, in denen keiner NEIN zu einem Gläschen Champagner sagt. Somit wurde der Alkohol mehr und mehr ein willkommener Lebensbegleiter, der mir zuverlässig die Sorgen vertreibt und mir im Bedarfsfall gute Laune macht. Mir bekommt Alkohol gut, und ich werde stets lustig und auch der Kater am anderen Morgen bleibt meistens im Körbchen. Mit den Jahren bin ich zum Glück ruhiger geworden, die Partys werden seltener und erlesener, und auch so bin ich gefestigter. Trotzdem trinke ich gern ab und an ein Gläschen Rotwein, auch in der Woche, und denke aktuell ernsthaft darüber nach, ob das nicht schon zu viel sein kann. So stellte ich mir früher, und tue das auch noch heute, etwas besorgt die Frage: »Ist dieser Konsum bereits bedenklich? Und versuchte ich nicht bereits damit, meinem Zwang ab und an zu entfliehen?« Denn sobald ich ein Glas Rotwein getrunken habe, fällt mir alles etwas leichter, und ich erliege der kurzfristigen Illusion, dass in meinem Leben noch was los sei. Das bezahle ich am anderen Tag mit meinem schlechten Gewissen. Trank ich Alkohol in der Außenwelt, konnte ich Menschen berühren, musste nicht jede Sekunde den Boden scannen und konnte meinen Arm zum Beispiel auch mal auf die Theke legen. Für den aktuellen Abend war das okay, allerdings musste ich am Morgen danach die verpassten Zwangshandlungen in heftigerem Maße nachholen. Ich erinnerte mich an alles, jede Berührung, jede feuchte Aussprache und jeden nassen Fleck auf der Theke, und schuftete den halben Tag, um mich wieder leidlich hygienisch zu bekommen. Auch heute ist es mir wichtig, meinen Alkoholkonsum etwas achtsamer zu beobachten, denn bei psychisch erkrankten Personen und vor allem auch bei Zwangserkrankungen, besteht leider ein nachgewiesener Zusammenhang zwischen der psychischen Störung und Alkohol- oder Medikamentenmissbrauch.

So findet man in psychiatrischen und psychosomatischen Einrichtungen einen hohen Anteil an Betroffenen mit Suchtproblemen. Geht man der Zwangsstörung auf den Grund, so besteht auch hier innerhalb der Verbindung von Zwangsgedanken und Zwangshandlung bereits eine Form der Sucht, denn der Betroffene wird, wie in einer Abhängigkeit, gegen seinen Willen und entgegen besseres Wissen gezwungen, sich selbst zu schädigen. Zusätzlich dazu entsteht parallel eine körperliche Abhängigkeit zum Belohnungsstoff Dopamin, der nach der Zwangshandlung vom Körper ausgeschüttet wird, und der ein Glücksgefühl und extreme Erleichterung zur Folge hat, ähnlich wie Rauschmittel, Alkohol und süchtig machende Medikamente. Diese Suchtmittel lenken von den Problemen des Einzelnen ab und verschaffen dem Betroffenen kurzfristig das Gefühl von Freiheit, Glück oder Entspannung. Wie bei anderen bekannten Suchtmitteln gilt auch bei der Zwangshandlung das Motto: Desto häufiger man dem schädlichen Verlangen folgt, umso abhängiger wird man. Die Abhängigkeit wird in medizinischen Kreisen als das unabweisbare Verlangen nach einem bestimmten Erlebniszustand definiert. Dieses Verlangen ist mächtiger als der menschliche Verstand. Er wirkt sich destruktiv auf die Persönlichkeitsentwicklung, auf die soziale Struktur und Kompetenz der betroffenen Person aus.

Bei Zwangsstörungen treten folgende schädliche Abhängigkeiten häufig auf:

1. schädlicher Umgang mit Alkohol,
2. schädlicher Gebrauch von Schmerzmitteln,
3. schädlicher Gebrauch von Psychostimulanzien,
4. schädlicher Gebrauch von psychotropen Substanzen,
5. schädlicher Gebrauch von Benzodiazepinen.

Jeder Betroffene sollte ab und an sein tägliches Konsumverhalten selbst auf den Prüfstand stellen, um eventuell beginnende Abhängigkeiten erkennen und gegenzusteuern zu können. Das setzt natürlich an allererster Stelle den Willen zur Gegenwehr sowie die Fähigkeit zur ehrlichen Selbstreflektion voraus. Selbstwahrnehmung kann unter anderem durch Methoden der Achtsamkeit trainiert werden. Denn die Fähigkeit, in sein Innerstes schauen zu können, körperliche Reaktionen, Gedanken, Bedürfnisse und Gefühle zu bemerken und das eine vom anderen zu unterscheiden, ist eine Grundvoraussetzung dafür, sich nicht weiter willenlos der Abhängigkeit auszusetzen, sondern selbstbewusst NEIN dazu zu sagen. Auch Yoga, progressive Muskelentspannung, autogenes Training und Meditation sind auf diesem steinigen Weg hilfreiche Begleiter. Sollte die Abhängigkeit dennoch nicht in den Griff zu bekommen sein, sollte man sich bitte umgehend in professionelle Hände begeben.

11. Kapitel

DIE GESICHTER UNSERER DÄMONEN

Oder: Von Priestern, die über Flüsse springen, Frauen, die zwei Jahre an einer Glückwunschkarte schreiben, und Männern, die zu Stein erstarren

Liebe Frau Rackwitz,

einen Gruß von einem gestandenen Priester.

Tja, uns sehr unterschiedliche Ausgaben von Mensch verbindet ein noch nicht ganz gesellschaftlich anerkanntes Leiden. Meine »Karriere« geht weit zurück, so wie Sie denke ich da in Jahrzehnten.

Mein Zwang besteht auf der einen Seite in der Not, telefonieren zu müssen, wenn etwas »außer der Reihe« ansteht, beispielsweise eine Verwaltungssitzung, ein Elternabend oder eine Besprechung, in der ich mich zum Beispiel profilieren sollte. Ich spreche dann per Telefon – gestaffelt nach Schwierigkeitsgraden – mit bestimmten Personen. Der Kreis ist überschaubar, und ich telefoniere mit ihm in einer ganz bestimmten – hier wieder die Ironie des Schicksals – von meinem Zwang festgelegten Hierarchie.

Erreiche ich einen der Gesprächspartner nicht, kann sich dieses Vorhaben in panikartige Zustände steigern. Soweit, dass ich am kritischsten Ende fast meinen eigenen Vornamen nicht mehr weiß, ge-

schweige denn, noch irgendwie handlungsfähig bin. Wohl dem und Wohl der Person, der diese Schule erspart bleibt …

Mit Paulus kann ich sagen, dass ich den Herrgott auf Knien Tag und Nacht um Lösung und Erlösung gebeten habe, aber der liebe Gott und die von mir angerufenen Heiligen öffnen den Sack dieses Problems nicht auf einmal, sondern, wenn überhaupt, um Knotenlänge und Knotenlänge. Es ist ein heilloses Geschäft, und zu meinen fast täglichen Gesprächspartnern gehört der Gedanke, dieses leidige Tun mit unlauteren Mitteln beenden zu wollen. Welche, können Sie sich sicher vorstellen. Auch ich stehe in der Öffentlichkeit und habe mir jedes Gelingen mühsam und oft quälerisch erringen müssen. Aber nun genug der Selbstdarstellung.

Zum Zwang zu telefonieren kommt bei mir auch noch ein sogenannter Zwang zum Springen. Springen über Straßengräben und über kleine und mittlere Flussläufe – mit den entsprechenden Auswirkungen. Den Weg zu meiner Schule, den ich geliebt habe und an der ich 20 Jahre segensreich gewirkt habe, habe ich immer als Umweg nehmen müssen, um einer besonders »prickelnden« Sprungmöglichkeit weiträumig aus dem Weg zu gehen.

Das Programm dieser zugegeben unterschiedlichen Zwänge war und ist der rote Faden in meinem Leben, dank der Klinik in Prien mit deutlichen Abschwächungen.

Ihr …

Zwänge können sich in jeden Lebensbereich unseres Alltags einschleichen, und im Grunde lässt sich sagen, dass es dabei fast nichts gibt, was es nicht gibt. Ich hoffe inständig, man nimmt mir dieses Kapitel nicht übel, denn es soll keineswegs eine »Zurschaustellung« unseres Leidens sein. Auch kann natürlich nicht von einer Faszination durch die Vielfältigkeit der Gesichter unserer Dämonen die Rede sein, dazu ist der Leidensdruck, wie aus dem obigen Brief erkennbar, eindeutig zu hoch und reicht bis hin zur direkten Bedrohung nicht nur der Seele, sondern auch des Leibes. Vielmehr ist es mir ein Anliegen nachzuweisen, dass es wirklich jeden treffen kann, egal wie intelligent jemand ist, welchen sozialen Status er hat, welches Leben er führt und vor allem, wie arm, reich oder wie berühmt er ist. So haben auch unsere Lieblingsstars ihre lästigen Ticks und Macken. Auch sie leiden unter Zwängen, die ihr Leben auf ganz gravierende Art und Weise beeinträchtigen, egal, wie viele Millionen sich auf ihren Konten stapeln oder wie schön oder wie berühmt sie sind.

So wird zum Beispiel in der Presse und im Internet Folgendes behauptet:

- Angelblich soll David Beckham unter einem Ordnungszwang leiden. Alles um ihn herum muss in vollkommener Symmetrie angeordnet sein. Alles muss zusammenpassen. In der Küche von Familie Beckham, so behauptet man, stehen drei Kühlschränke, um die Lebensmittel auch ordentlich voneinander trennen zu können. Ein Kühlschrank ist für das Gemüse und Salat, ein Kühlschrank für die Getränke und ein Kühlschrank für die übrigen Lebensmittel. Der Inhalt der Kühlschränke ist absolut symmetrisch angeordnet und exakt ausgerichtet, sonst bekommt David Kopfschmerzen – und die Krise. Wichtig ist ihm dabei auch, dass alle Dinge in geraden Zahlen vorhanden sind. Um das zu gewährleisten, futtert er wohl bei drei Äpfeln ganz flink einen davon weg.
- Auch die bekannte Hollywood-Schauspielerin Charlize Theron hat wohl zugegeben, an einer psychischen Zwangsstörung zu leiden. Sie habe ein generelles Problem

mit »vermutetem Chaos« hinter verschlossenen Schranktüren. Wenn in ihrer Gegenwart Leute einfach so Sachen in den Schrank werfen, ohne diese zusammenzulegen oder darauf zu achten, wie der betreffende Gegenstand im Schrank seinen endgültigen Platz findet, kann sie angeblich nächtelang nicht schlafen und wird von lästigen Zwangsgedanken geplagt, dass im Schrank irgendetwas liegen könnte, was da so nicht hingehört.

- Justin Timberlake ist ein bekennender Reinheitsfanatiker und hat wohl große Angst vor Keimen und Bakterien. So soll er die Türklinken in der jeweils angemieteten Hoteletage im Stundentakt desinfizieren lassen und muss bis zu sechs Mal täglich die Unterwäsche wechseln. Willkommen im Klub, lieber Justin. Er selbst hat sich angeblich wie folgt dazu geäußert: »Man muss versuchen, damit zu leben – aber es ist nicht einfach.«
- Cameron Diaz soll Presseberichten zufolge jede Türklinke nur mit dem Ellbogen öffnen und darüber gesagt haben: »Ich stehe nicht so auf Körperflüssigkeiten anderer Leute, es sei denn, ich kenne sie gut.«
- Gwyneth Paltrow soll es unmöglich sein, fremdes Toilettenpapier zu benutzen, da dieses auch noch andere Menschen berührt haben. So führt sie wohl ständig eine eigene, frische Rolle in der Handtasche mit sich, um auf alles vorbereitet zu sein. Im Hotelzimmer soll sie durch ihre Assistentin die Dusche vor Benutzen gründlich desinfizieren und anschließend trockenreiben lassen, um ja nicht mit dem Duschwasser ihrer Vorgänger in Kontakt zu kommen.
- Superstar Madonna ist laut Aussage von Presse und Internet schon seit Längerem für ihre Extravaganzen be-

kannt. Allerdings hat einiges nicht ausschließlich mit dem üblichen Divengehabe zu tun, sondern liegt wohl auch an für sie extrem belastenden Zwangsstörungen. So führt sie wohl ständig einen eigenen, nigel-nagel-neuen Toilettensitz mit sich, um nie mit fremden WC-Sitzen in Kontakt zu kommen. Madonnas Ängste sollen sich aktuell noch in die Befürchtung ausgeweitet haben, ihre eigene DNA irgendwo zurückzulassen. So behauptet die Presse, sie habe extra ein Spezialisten-Team angeheuert, das nach jedem ihrer Aufenthalte in Garderoben und anderswo nach ihrem Abmarsch jede Hautschuppe und jedes Haar entfernt und den Raum anschließend gründlichst desinfiziert.

- Reese Witherspoon sei wohl ebenfalls ein perfektionistischer Ordnungsfanatiker und liebt es, in ihrer Freizeit ihre Bücherregale neu zu ordnen und auszurichten.

Diese Reihe ließe sich noch unendlich fortführen. Natürlich kann ich nicht dafür garantieren, dass jedes einzelne Gerücht über die eben Genannten zutrifft. Aber grundsätzlich lässt sich hieraus erkennen, dass wir schlussendlich irgendwie doch alle im selben Boot sitzen und tagtäglich gegen unsere Dämonen kämpfen.

So unterschiedlich die Zwänge auch in Erscheinung treten, so haben diese doch gewisse Gemeinsamkeiten. Folgende Merkmale sind bei Betroffenen häufig gleich. Sie haben …

- … ein großes Sicherheitsbedürfnis, wollen sich also immer wieder »absichern«,
- … mangelndes Vertrauen in die eigenen Fähigkeiten,
- … ein verstärktes Schamgefühl,

- … ein unnatürlich hohes Verantwortungsgefühl,
- … und sind fast unfähig, Entscheidungen zu treffen.

In der Psychotherapie lassen sich die vielen Gesichter der Zwänge in folgende Kategorien einordnen.

Kontrollzwänge

Menschen, die unter Kontrollzwängen leiden, fühlen sich dazu gezwungen, verschiedene alltagsgebundene Tätigkeitsabläufe, technische Geräte, Schlösser, Wasserhähne, Dinge, die mit Hitze und Feuer zu tun haben oder aber Gegenstände, die Wasser, Strom und Gas verbrauchen, immer und immer wieder zu kontrollieren. Obwohl ihr Auge, also ihr Sehsinn, ihnen mitteilt, dass alles abgestellt ist, stellt sich die ersehnte Sicherheit nicht ein. Der Betroffene traut einfach seiner Wahrnehmung nicht mehr. Oft werden aus diesem Grund andere Sinne sowie festgelegte Kontrollzahlen in das Kontrollritual mit einbezogen.

Der große Druck wird beim Betroffenen durch übertriebene Katastrophenbefürchtungen erzeugt, da dieser annimmt, dass durch seinen Fehler oder sein Versagen andere Menschen leiden müssen und er mit dieser Schuld sein Leben lang dahinvegetieren muss.

Zeitdruck sorgt dafür, dass die Kontrollrituale unter noch größerer Anspannung durchgeführt werden. Stört außerdem irgendein Geräusch das Kontrollritual, so muss wieder von vorn begonnen werden. Aus diesem Grund sind vom Kontrollzwang befallene Menschen in den meisten Fällen extrem unpünktlich.

Ein Beispiel für ein Gesicht der Zwänge

Ein Tischler litt unter schweren Kontrollzwängen. Abends, wenn alle Mitarbeiter bereits auf dem Heimweg waren, brauchte er mehrere Stunden, um die Werkstatt zu verlassen. Der Schalter jedes elektrisch betriebenen Gerätes musste von ihm immer wieder auf »Aus« gestellt werden, bis er nach zig Wiederholungen einigermaßen sicher war, dass das Gerät auch wirklich ausgeschaltet war.

Dass der Stecker bereits gezogen und der Hauptschalter umgelegt war, spielte hierbei keine große Rolle. Am schwierigsten war für ihn die Kontrolle der großen Kreissäge. Er fragte sich, ob er bei der Kontrolle des großen Sägeblatts seiner Wahrnehmung auch wirklich trauen konnte. So entwickelte er vor diesem Kontrollgang die heftigste Angst, sodass sein Puls schon raste, wenn er nur an die Maschine trat. Bilder von fliegenden Funken, die das gelagerte Holz entzünden, füllten seinen Kopf. Die einzige Möglichkeit, um ungefähre Sicherheit zu erlangen, bestand darin, seinen Arm an das Sägeblatt zu halten, um draußen vor der Tür einigermaßen sicher zu sein, denn da sein Arm noch dran war, war die Kreissäge wohl ausgeschaltet.

Reinlichkeitszwänge/Waschzwänge (Kontaminationsangst)

Mit dem Kontrollzwang gehört der Waschzwang zu den am weitesten verbreiteten Zwängen. Der vom Waschzwang und/oder Kontaminationsangst Betroffene verspürt massiv übertriebenen Ekel oder Angst vor Bakterien, Keimen, chemischen Substanzen, Körperflüssigkeiten oder vor unsichtbarer Verunreinigung. Auch hier sind erheblich übersteigerte Katastrophenbefürchtungen die Ursache für aufwändige Wasch- und Reinigungsrituale. Das kann bis hin zu erschreckenden Unheils- oder sogar Todesbefürchtungen gehen. Dabei ist es nicht unbedingt Voraussetzung, dass der Betroffenen mit der angsteinflößenden Sache in Berührung kommt. Oft reicht schon deren bloßer Anblick oder das Lesen des Wortes oder gar nur der Gedanke daran, um das Gefühl unerträglicher und gefährlicher Verunreinigung (Kontamination) hervorzurufen.

Die aus diesem Unbehagen resultierenden Zwangshandlungen äußern sich hierbei in ritualisierten Waschzwängen mit etlichen Wiederholungen. Ähnlich wie beim Kontrollzwang will sich das dringend ersehnte Gefühl der Sauberkeit, der Rettung aus der Gefahr, einfach nicht einstellen, sodass man den Waschvorgang immer und immer wieder wiederholen muss.

In vielen Fällen versuchen die Betroffenen deshalb, vermeintlich bedrohlichen Situationen und Aktionen aus dem Wege zu gehen. Große Menschenansammlungen, Restaurantbesuche, ein Tag am Strand oder der Einkaufsbummel am Wochenende, all das wird aus dem Veranstaltungskalender gestrichen, bis man einsam und allein in seiner Wohnung sitzt und sich nicht mehr raus traut und kaum noch Kontakt zu Familie und Freunden hat.

Ein Beispiel für ein Gesicht der Zwänge

Ein kluges, zartes Mädchen, das ich in der Klinik kennengelernt habe, fürchtet und ekelt sich unter anderem vor Körperausscheidungen, auch vor den eigenen. Das ist an sich nicht so ungewöhnlich, allerdings haben diese Angst und der Ekel bei ihr besorgniserregende Dimensionen angenommen. So muss sie sich nach jedem kleineren Toilettengang eine Stunde die Hände waschen und anschließend drei Stunden duschen. Nach jedem größeren Toilettengang folgt wieder das Ritual des einstündigen Händewaschens, nur muss sie jetzt zusätzlich auch noch ganze sechs Stunden lang duschen, um sich wieder einigermaßen sauber und sicher zu fühlen. Um diese kraftraubende Qual möglichst zu umgehen, trinkt sie fast nichts und versucht auch, kaum etwas zu essen.

Ordnungszwänge

Hier löst der Anblick jedweder Unordnung beim Betroffenen ein übersteigertes Gefühl unerträglichen Unbehagens und extremer Nervosität aus. Extrem übertriebener Anspruch auf Ordnung und Symmetrie um sie herum, lässt Betroffene beim Anblick schief hängender Bilder, zerknitterter Kleidung oder ohne System angeordneter Gegenstände sprichwörtlich durchdrehen. Ihr Leben wird beherrscht von strengen Maßstäben der Ordnung, Symmetrie und Reihenfolgen. Ihr Verhalten unterliegt hierbei strengen Regeln, die unter allen Umständen einzuhalten sind.

Ein Beispiel für ein Gesicht der Zwänge

Eine Dame aus Westfalen litt zum Beispiel unter erheblichen Ordnungs-, Perfektions- und Kontrollzwängen. Ihre Schwester öffnete eines Tages den Briefkasten und förderte eine Glückwunschkarte zutage. Verwundert öffnete sie das Kuvert, denn eigentlich stand keine Festivität ins Haus. Sie erblickte eine Glückwunschkarte Ihrer Schwester zu ihrer Hochzeit. Nur hatte diese Hochzeit bereits vor zwei Jahren stattgefunden. Die Frau hatte sage und schreibe zwei Jahre dazu gebraucht, um die perfekte Karte mit den perfekten Maßen, dem perfekten Motiv, der perfekten Schriftart, dem perfekten Text und dem perfekten Zeilenabstand zu kreieren. Warum sie nicht einfach persönlich gratuliert oder angerufen hat? Auch hier gilt es, perfekte Verhaltensnormen und Regeln einzuhalten, und zu einer Hochzeit muss man eben unbedingt eine Glückwunschkarte schreiben.

Berührungszwänge

Hier verspüren die Betroffenen den unvermeidlichen Zwang, alles in ihrem Umfeld berühren zu müssen, egal wie schwierig die umgebenden Bedingungen auch sind (zum Beispiel im Zoo oder im Museum). Es kann hier auch das andere Extrem auftreten, dass zum Beispiel der Betroffene schreckliche Angst davor hat, mit den Dingen aus dem nahen Erleben in Berührung zu kommen.

Zwei Beispiele für die Gesichter der Zwänge

Eine Frau aus dem Saarland litt unter der Zwangsvorstellung, sie würde auslaufen, wenn sie senkrecht stünde. Aus diesem Grund konnte sie nur liegen, sich kaum bewegen, kaum aufsetzen und schon gar nicht das Haus verlassen.

Ein Betroffener aus Brandenburg hingegen hatte enorme Angst vor seinem eigenen Schweiß. So saß er immer nur aufrecht und wie zu Stein erstarrt auf seinem Bett und versuchte zwanghaft, jede Form der Bewegung zu vermeiden, um nur ja nicht irgendwie zu schwitzen.

Zähl- und Wiederholzwänge

Auch Zählzwänge beeinträchtigen den Betroffenen erheblich in seinem Alltag. Wie der Name schon sagt, zwingt diese psychische Störung den Erkrankten dazu, die unterschiedlichsten Dinge aus dem nahen Erleben zu zählen. Briefkästen, Treppenstufen, Straßenlaternen, Ziegelsteine einer Wand, Blumenkästen – was auch immer: Er muss es zählen. Entsteht bei ihm der Eindruck, er könnte irgendwie durcheinandergekommen sein und sich verzählt haben, muss er von vorn beginnen. Versucht er, auf das Zählen zu verzichten, fühlt er sich unerträglich unwohl. Den Grund für sein Benehmen kennt er nicht.

Der Wiederholungszwang dagegen zwingt den Betroffenen, bestimmte Tätigkeiten, zum Beispiel durch Türen gehen, Wasserhahn öffnen, Decken ausschütteln oder Licht anschalten, in ganz bestimmten numerisch festgelegten Wiederholungen auszuführen. Erst wenn die festgelegte Anzahl an Wiederholungen erreicht ist, fühlt er sich erleichtert und einigermaßen wohl. Auch hier kennt der Betroffene den Grund seines Handelns nicht.

Ein Beispiel für ein Gesicht der Zwänge

Ein Mann aus Würzburg litt unter dem Zwang, jede Tätigkeit und jedes neue Erleben zum Zwang zu machen. Er entdeckte zum Beispiel eines Tages seine Leidenschaft für Fußballübertragungen im TV, und so musste er von da an jedes Spiel und jedes Tor des Tages von früh bis spät schauen. Riet ihm der Therapeut zum Spaziergang, um endlich einmal zu entspannen, so entwickelte er einen Spaziergangszwang. Von da an musste er ständig spazieren gehen. Jeder kleine Weg, jede Toreinfahrt und jede Brücke, musste in gleicher Intensität und Reihenfolge durchwandert werden. Letzten Endes wurde er tatsächlich wegen seines Spaziergangzwangs in die Klinik überwiesen.

Verbale Zwänge

Menschen, die an verbalen Zwängen leiden, fühlen sich dazu gezwungen, oft an unpassenden Stellen und in unpassenden Situationen, bestimmte Worte, Melodien oder Laute in unakzeptabler Lautstärke von sich zu geben.

Ein Beispiel für ein Gesicht der Zwänge

Die psychische Störung eines Patienten aus Mecklenburg-Vorpommern bestand darin, sich nie sicher darin zu sein, ob seine frisch gewaschene Wäsche auch wirklich frisch gewaschen war. Vor benutzter Kleidung hatte er extreme Angst, sodass er ständig Wäsche waschen musste. Schlussendlich führte diese Angst dazu, dass der Mann nur noch sicher sein konnte, wenn er die nasse Kleidung direkt aus der Waschmaschine anzog. Sobald diese leidlich trocken war, da er sie eine Zeit lang am Leibe getragen hatte, stieg die Angst wieder an und seine Krankheit zwang ihn, wieder neue, nasse Kleidung anzuziehen.

Sammelzwänge

Opfer dieses Zwanges werden umgangssprachlich auch als »Messies« bezeichnet. Sie horten und sammeln die einfachsten und kuriosesten Dinge im absoluten Übermaß, ohne Rücksicht auf die eigene Lebensqualität. Sie haben übertriebene Angst davor, etwas Wertvolles oder Wichtiges wegzuwerfen und können den Unterschied zwischen Abfall und wichtigen Dingen oder Erinnerungsstücken nicht mehr erkennen. Sie vermüllen ihre Wohnräume bis zur Unbewohnbarkeit und ersticken leider oft fast an ihrem Unrat. Sie enden nicht selten in der Verwahrlosung, wobei man ihnen diesen Umstand nicht in jedem Fall äußerlich ansieht oder anmerkt.

Ein Beispiel für ein Gesicht der Zwänge

Eine ältere Dame aus Thüringen hatte beispielsweise so viele alte Zeitungen und Zeitschriften in ihrem 160 Quadratmeter großen Haus gesammelt, dass sie nur noch in der Hocke auf der Küchenbank schlafen konnte. Die Zeitschriftentürme gingen bis zur Zimmerdecke und ließen nicht einen Millimeter Luft zu dieser. Fest wie mit Beton waren die Zimmer komplett ausgefüllt.

Zwanghafte Langsamkeit

Es gilt als typisches Merkmal für Zwangserkrankungen, dass sich das Leben der Betroffenen durch die Durchführung zeitraubender Zwangshandlungen enorm verlangsamt. Eine Art von Zwang hat jedoch die Langsamkeit als Selbstzweck, sie zwingt den Betroffenen, seine Bewegungen bei bestimmten Tätigkeiten extrem langsam aufzuführen. Alltägliche, nicht wichtig scheinende Handlungen wie Haare bürsten, ankleiden oder Zeitung lesen verschlingen oft mehrere Stunden wertvoller Lebenszeit.

Ein Beispiel für ein Gesicht der Zwänge

Ein junger Mann aus dem Harz wurde in extrem verwahrlosten Zustand eingeliefert. Das Ohrenschmalz (wer ein zartes Gemüt hat, Vorsicht: Jetzt wird es eklig!) quoll ihm aus den Ohren, die Haare hingen fettig und zottelig an ihm herab, und er roch, na ja, sagen wir mal, nicht gerade nach Apfelblüten. Er litt unter dem Zwang, seine DNA unbedingt bei sich behalten zu müssen. Paradoxerweise leiden auch Patienten mit starken Waschzwängen häufig unter körperlicher Verwahrlosung, da hier die gegensteuernden Zwangsrituale dermaßen anstrengend und zeitintensiv sind, dass der Betroffene alles tut, um sie zu vermeiden, denn oft reicht der Tag einfach nicht mehr dafür aus.

Zwangsgedanken/Zwangshandlungen

»Ich könnte meine Kinder verletzen. Ich könnte meine Eltern schlagen. Ich könnte jemanden vergewaltigt haben.« Diese und ähnliche, oft bizarre Zwangsgedanken peinigen die Angehörigen der Untergruppe von Betroffenen, die ausschließlich unter aufdringlichen Gedanken leiden. Diese können allerdings so dermaßen massiv auftreten und sich absolut real anfühlen, dass der Erkrankte sich kaum noch auf andere Lebensbereiche konzentrieren kann. Zwanghaftes Grübeln und ständiges Abwägen zwischen der Wahrscheinlichkeit »Ich könnte es getan haben« und »Ich habe es getan« beschäftigt ihn einen Großteil des Tages.

Die größte Angst für den Leidenden besteht darin, dass, wenn man an so etwas Abwegiges schon denkt, man es auch irgendwann tun wird. Diese Angst ist im realen Leben unbegründet.

Beispiel für ein Gesicht der Zwänge

Eine junge Frau aus Schwerin, bekam große Angst vor der Treppe im Haus, die zu ihrer Wohnung führte. Einige Mieter wuschen ihre Wäsche im Keller und hinterließen beim Transport der Wäsche in die Wohnung ab und an kleine Waschmittelspuren auf der Treppe. Das resultierte in einer zwanghaften Angst der Frau vor Waschmittel und vor der Treppe. Da der Ab- und Anstieg zu ihrer Wohnung damit zur Qual wurde, vermied sie es weitestgehend, die Wohnung zu verlassen. Das Ganze gipfelte darin, dass sie sich am Balkon eine Seilwinde installierte, um bestellte Ware und notwendige Lebensmittel in ihre Wohnung befördern zu können.

Egal wie unterschiedlich die Zwänge in Erscheinung treten, eines haben sie immer gemeinsam: Sie machen dem Betroffenen das Leben zur Hölle.

12. KAPITEL

WER TRÄGT DIE SCHULD?

Oder: Über die Ursachen von Zwängen

Zwangserkrankungen gehören zu einer Gruppe von psychischen Störungen, die eher schwierig zu therapieren und zu behandeln sind. Auf der Grundlage jahrzehntelanger Forschungstätigkeit weiß man über die Behandlungsmöglichkeiten und deren Wirksamkeit in Bezugnahme auf Zwangsstörungen heute schon sehr viel und hat große Fortschritte gemacht.

Bei der Ursachenforschung ist eher das Gegenteil der Fall, es wird deutlich, dass auf diesem Gebiet noch keine ganz eindeutig gültige Aussage getroffen werden kann. Da diese Störungen sehr komplex und übergreifend sind, können sie nicht auf ein paar exakt feststehende Ursachen zurückgeführt werden.

Bei der Ursachenforschung einer Zwangsstörung gilt allgemein die Regel: Wenn wir sie verstehen wollen, sollten wir die biographischen, psychologischen, charakterlichen, genetischen und biologischen Verknüpfungen des individuell Betroffenen analysieren. Folgende Einflüsse sind in vielen Fällen verursachende Mittäter:

Lebensereignisse

Eine der möglichen Ursachen können traumatische Lebenserfahrungen des Betroffenen sein, zum Beispiel eine Trennung, ein Todesfall oder eine prägende Gewalterfahrung. Diese häufig verdrängten Erlebnisse hinterlassen im Unterbewusstsein oft verborgene Gefühle wie Kränkung des Selbstwerts, unverarbeitete Schamgefühle, aber auch heftige Schuldgefühle.

Genetik/ Neurobiologie

Auf der Grundlage fundierter wissenschaftlicher Erkenntnisse wird heute davon ausgegangen, dass bei Zwangserkrankten der Gehirnstoffwechsel, insbesondere das Serotonin-System, verändert ist. Botenstoffe werden entweder zu viel oder zu wenig an situativ unpassender Stelle ausgeschüttet und zwingen den Betroffenen zu unangemessenem Zwangshandeln.

Soziale Umwelt

Besonders in der Kindheit und Jugend können starke psychische Beeinflussungen durch Personen stattfinden, in deren Abhängigkeit sich der Betroffene befindet. Der zu strenge Lehrer, der schwierige Stand bei den Mitschülern oder der peinigende Ausbilder kann die Entwicklung von bestimmten Zwängen unbewusst ankurbeln.

Familiäre Einflüsse

Die Familie kann die Entstehung von psychischen Störungen mit beeinflussen, wenn man zum Beispiel die Rituale der Zwangserkrankung bereits als Kind im Familienkreis lernt.

Auch unerwünschte Verhaltensweisen von Familienmitgliedern, wie emotionale Zurückweisung, Gefühlskälte, Gewalt,

Ignoranz oder zu starker Leistungsdruck, sind als Ursachen einer Zwangsstörung möglich.

Insbesondere den Punkt »Genetik / Neurobiologie« möchte ich an dieser Stelle noch einmal intensiver beleuchten. Denn jeder Zwangspatient hat nicht nur mit sich selbst zu kämpfen, sondern auch mit seinem Umfeld, dass ihn häufig mit Sätzen konfrontiert wie:

»Du musst nur wirklich wollen, dann bekommst du das auch in den Griff.«

»Dir fehlt es einfach an Charakterstärke.«

»Du bildest Dir das sowieso alles nur ein.«

»Nach Regen scheint die Sonne ...«

»Jetzt reiß Dich doch mal zusammen!«

Und so weiter und so fort.

Oft wird unser Leiden bagatellisiert oder gar belächelt. Ich, die vielleicht ein bisschen mehr in der Öffentlichkeit steht, kann davon ein recht umfassendes Lied singen. Die neurobiologische Richtung der Ursachenforschung belegt nun, dass wir tatsächlich an einer Krankheit leiden, die auch mindestens ein Organ betrifft, nämlich unser Gehirn.

Ich beziehe mich hierbei unter anderem auf die Forschungsergebnisse von Jeffrey Schwartz, einen amerikanischen Experten auf dem Gebiet der Zwangsstörungen. Gemeinsam mit anderen Forschern hat er den Nachweis dafür erbracht, dass eine wichtige Region des Gehirns die Zwangsgefühle mit verursacht. Es handelt sich dabei um die vordere Großhirnregion, die sich direkt über den Augenhöhlen befindet. Sie umfasst den unteren Teil der Vorderseite unseres Gehirns. Dieser Teil unseres Hirns setzt im Falle einer Zwangserkrankung beim Betroffenen exzessiv Energie ein. Somit sind Zwänge im Hirn lokalisierbar. In diesem Bereich wird also nachweislich bei den Betroffenen Energie in erhöhtem Maße umgesetzt, und das nicht nur im Augenblick der Zwangssituation, sondern generell. Die Forscher und Zwangsspezialisten gehen heute davon aus, dass das Gehirn der vom Zwang Betroffenen große Probleme mit der chemischen Balance aufweist. Der Betroffene erhält keine eindeutigen, sondern extrem widersprüchliche Botschaften von ihm. So sendet die gedankliche Ebene die Botschaft: »Du hast die Tür schon zweimal kontrolliert – die ist jetzt eindeutig zu.« Auf der Gefühlsebene aber meldet sich der zwingende Impuls: »Guck´ lieber noch ein drittes, viertes, fünftes Mal nach!«

Aktuell wird in der Neurobiologie überwiegend von dieser Stoffwechselstörung im Gehirn als biologische Ursache für die Zwangsstörung ausgegangen. Botenstoffe, sogenannte Neurotransmitter, werden in unpassenden Situationen in zu hoher oder zu niedriger Dosierung ausgeschüttet und zwingen den Leidenden zu unangemessenem Zwangsverhalten.

Pathophysiologische Forschungen gehen derzeit davon aus, dass Zwangsstörungen mit einer Störung von Regelkreisen, die für die Informationsverarbeitung im Hirn verantwortlich sind, zusammenhängen. Der Thalamus, der in unserem Köpfchen der größte Teil des Zwischenhirns ist, verhindert das Aussortieren bizarrer, aufdringlicher Gedanken und Handlungsimpulse. Er ist dafür verantwortlich, dass die eingehenden und ausgehenden Informationen zum Großhirn gefiltert, weitergeleitet und modifiziert werden.

Zusätzlich zum Faktor Genetik/Neurobiologie spielt auch die spezielle Persönlichkeitsstruktur des Betroffenen eine nicht unerhebliche Rolle. Diese kann die Zwangsstörung in erheblichem

Maß mit beeinflussen. Hierbei muss es sich nicht unbedingt um auffällig zwanghafte Persönlichkeiten handeln, sondern auch vermeidende, abhängige und passiv-aggressive Persönlichkeitsprägungen weisen häufig Zwangsanfälligkeiten auf. Diese Stile vereinen die Eigenschaften ängstlich und leicht furchtsam. Eher untypisch treten Zwangserkrankungen bei Borderline-Persönlichkeiten und bei Personen mit histrionischer Persönlichkeitsprägung auf. Doch auch das kommt vor, wie in meinem Fall. Als Doktor Koch mir erklärte, ich sei ein recht typischer Vertreter des dramatischen Persönlichkeitsstils mit histrionischen Zügen, fand ich das erst einmal spannend und war sogar ein bisschen stolz darauf. Nachdem ich aber genau nachgelesen hatte, welche Eigenschaften diesen Persönlichkeitsstil charakterisieren, war ich nicht mehr ganz so stolz, denn diese Persönlichkeiten sind in meinen Augen ganz schön peinlich, da sie vor allem durch mittelpunktbedürftiges und theatralisches, doch eher schwieriges Verhalten auffallen. Zudem bin ich auch noch vom Sternzeichen Widder und nach dem chinesischen Sternzeichen Hahn. Also alles in allem eine ganz schön verfahrene Kiste. Na ja, was soll's – ich lass mich davon nicht unterkriegen und mach das Beste daraus. Zumal diese Informationen zwar recht erklärend sein können, aber alles in allem dann doch nicht sonderlich hilfreich. Wer sich eingehender mit diesem Thema befassen möchte: Es gibt zahlreiche Literatur zu den Persönlichkeitsstilen und auch im Internet findet man interessante Artikel zu diesem Thema.

13. Kapitel

EINER FÜR ALLE UND ALLE FÜR EINEN

Oder: Tipps für Angehörige

Menschen, die von einer Zwangskrankheit betroffen sind, erleben am eigenen Leib und an der eigenen Seele sprichwörtlich das Ende der Vernunft. Sie sind der Eigendynamik ihrer Rituale ausgeliefert und können, obwohl sie sich nichts sehnlicher wünschen, nicht am normalen Leben teilnehmen. Mit psychischen Erkrankungen dieser Art zu leben ist extrem schwer, und das nicht nur für den Betroffenen selbst, sondern natürlich auch für sein soziales Umfeld. Familie und Freunde werden oft in die bizarr anmutenden Regeln und Rituale des Zwangserkrankten mit einbezogen und stehen den Verrücktheiten des geliebten Menschen hilflos, voller Sorge und verzweifelt gegenüber. Gemeinsam entwickelt man leider oft wenig hilfreiche Strategien gegen den Zwang, allenfalls Strategien, die das Nach-außen-Dringen der Krankheit verhindern sollen.

Die Zwangskrankheit wird folgerichtig auch als »heimliche Krankheit« bezeichnet. Sie gehört mit zu den am meisten belastenden und am schwierigsten therapierbaren psychischen Störungen. Die Erkrankten müssen auf zahlreiche schöne Erlebnisse und Ereignisse in ihrem Leben verzichten, da der Zwang hier eine Gefahrensituation wittert, der es auszuweichen gilt. Durch das ständige sinnfreie Vermeiden von vermeintlich »gefährlichen« Situationen, wird die Angst immer größer und man selbst immer isolierter.

Was soll man als Angehöriger also tun, wenn der Ehemann die Kinder beim Heimkommen samt Schulranzen unter die Dusche stellt, um diese zu »entkeimen«, wenn sich der Bruder vier Stunden im Bad verbarrikadiert, um zu duschen, oder die geliebte Ehefrau beim Laufen immer erst drei Schritte rückwärtsgeht und eine Drehung vollführt, bevor sie wieder weiter vorwärtsgehen kann? Was tun, wenn der geliebte Mensch das Haus vor Angst nicht mehr verlassen kann? Was tun, wenn man als Angehöriger am Ende seiner Kräfte ist – und auch langsam aber sicher am Ende seiner Geduld? Welche Chancen hat man, und wie kann man sinnvoll helfen? Dauernde Rücksichtnahme und Anpassung an den Zwangserkrankten sowie wiederkehrende Misserfolge bei versuchten Hilfestellungen verbunden mit Selbstanklagen und Schuldgefühlen führen zu Wut und Enttäuschung bei den Angehörigen. Welches Vorgehen ist also für alle Beteiligten am besten?

An dieser Stelle habe ich eigene Erfahrungen und wissenschaftliche Erkenntnisse zusammengefasst:

- Wissen ist Macht, deshalb ist es für das Zusammenleben mit einem Zwangserkrankten unerlässlich, dass sowohl der Patient als auch die Angehörigen sich ausführlich über das Krankheitsbild informieren. Patient und Angehöriger sollten Partner und Verbündete im Kampf gegen den Zwang sein.
- Wenn Sie zu Hause in Zwangsrituale eingebunden sind, dann verabreden Sie bitte mit dem Patienten offiziell, vielleicht sogar mithilfe eines genauen Zeitplans, wie Sie

aus dem Prozedere entlassen werden können. Kleine Zwischenschritte sind hilfreich, um die Situationen nicht ungünstig mit Stress zu belasten. Sie sind ein wichtiger Vertrauter und sollen es auch bleiben, aber nicht als Diener, sondern als Mensch.

- Für zwanghafte Kommunikationsformen, wie zum Beispiel mehrfaches Rückversichern, ständiges Nachfragen und Fragezwängen, sollte unbedingt vereinbart werden, dass Sie ab einem bestimmten Zeitpunkt nicht mehr antworten werden. Auch hier darf man sich nicht gleich komplett verweigern, sondern sollte schrittweise vorgehen.
- Gleiches gilt für übertriebene Zwangsregeln, wie »Das darfst du nicht berühren, da ist das Böse dran!« oder »Bring mir nie die Post mit in die Wohnung!« oder »Sag bitte das Wort nicht in meiner Gegenwart!«. Auch hier sollte man sich Schritt für Schritt darauf einigen, welche Zwangs-Regeln von den Angehörigen oder Freunden ab einem bestimmten Zeitpunkt nicht mehr eingehalten werden. Bitte sprechen Sie alles mit dem Betroffenen ab, da bei spontaner Konfrontation extreme Panik ausgelöst werden kann und der Betroffene Ihnen nicht mehr vertraut und noch einsamer wird. Auf keinen Fall soll er Angst vor einer Begegnung mit Ihnen bekommen.
- Versuchen Sie, den Betroffenen in der Zwangssituation nicht bei seinen Zwangsritualen zu stören oder zu unterbrechen. Sie haben dabei ungefähr eine genauso große Chance, als würden Sie einem Menschen mit gebrochenem Bein dazu ermutigen, doch einfach loszulaufen. Respektieren Sie sein Leiden und warten Sie, bis die Paniksituation vorbei ist. Vorher wird er Ihnen nicht zuhö-

ren, und Sie riskieren für beide unschöne Eskalationen, die nicht gut für Ihr Verhältnis sind. Reden Sie, wenn der Stress abgeklungen ist, mit ihm über die erlebte Situation. Versuchen Sie gemeinsam, für das nächste Mal vernünftige Regeln abzusprechen.

- Zwangserkrankte können nicht einfach und ohne professionelle Hilfestellungen mit den Zwangshandlungen aufhören Diese hängen weder einfach nur von der Vernunft noch vom Intellekt oder von der Willensstärke des Betroffenen ab, sondern sind schlichtweg krankhaft. Zeigen Sie daher Verständnis für den Leidensdruck und setzen Sie den Erkrankten bitte nicht unter Druck. Machen Sie ihm keine Vorwürfe, lachen Sie ihn bitte nicht aus und entziehen Sie ihm vor allem nicht Ihre Zuneigung. Dann hätte der Zwang gewonnen.
- Raten Sie Ihrem Angehörigen bitte eindringlichst, sich umgehend professionelle Hilfe zu holen, insofern er das noch nicht selbst getan hat. Weder Sie noch der Betroffene haben eine Chance, die Störung auf sich gestellt in den Griff zu bekommen. Je länger sich der Zwang festsetzt, desto schwieriger ist er wieder loszuwerden. Im Optimalfall schubsen Sie ihn gleich in Richtung eines stationären Aufenthaltes, da hier die Profis für Angst und Zwang sitzen, die auch längerfristig und zusammenhängend Konfrontationstherapien in Kombination mit Verhaltenstherapien durchführen.
- Um für den Betroffenen stark zu sein, müssen an erster Stelle Sie selbst stark sein. Füllen Sie bitte Ihre Reserven in regelmäßigen Abständen wieder auf und gönnen Sie sich den nötigen Abstand. Das können Sie auch offen

gegenüber dem Betroffen ansprechen, da er sich dahingehend sowieso schon genügend Sorgen macht. Bleiben Sie ein Team im Kampf gegen den Zwang.

- Nehmen Sie die Zwänge bitte nicht persönlich. Das ist oft nicht einfach, vor allem wenn Angst oder Ekel mit im Boot sitzen. Fragen wie: »Vertraust Du mir etwa nicht?« verschlimmern das Dilemma für den Betroffenen. Nicht er handelt in diesen Zwangssituationen, sondern der Zwang diktiert ihm, was er fühlen und wie er handeln soll. Es hat nichts mit Ihnen zu tun. Die Krankheit lässt keine andere Möglichkeit zu, und Sie zu verlieren wäre das Schlimmste, was Ihrem Angehörigen passieren kann.
- Loben Sie auch kleine Fortschritte und nehmen Sie eventuelle Rückschritte nicht zu schwer, denn es liegt noch ein ganzes Stück Weg vor Ihnen.
- Erlauben Sie sich auch ab und zu, wütend zu sein – allerdings bitte nicht auf den Zwangserkrankten, sondern auf den Zwang. Es ist wichtig, dass Sie beide sich ausreichend von der Krankheit loslösen, eben indem Sie akzeptieren, dass es eine Krankheit ist, die zwar tückisch und hartnäckig ist, aber auch erfolgreich bekämpft werden kann.
- Nehmen Sie ebenfalls professionelle Hilfe in Anspruch, wenn Sie das Gefühl haben, der Situation nicht mehr gewachsen zu sein. Da es sich hier um eine recht weitverbreitete Krankheit handelt, gibt es vielfältige Anlaufstellen. Vielleicht gehen Sie auch mal gemeinsam mit dem betroffenen Angehörigen zum Therapiegespräch, nicht nur zu Ihrer besseren Aufklärung, sondern auch um Ihr Team zu stärken und keine Eifersucht gegenüber dem vertraut scheinenden Therapeuten aufkommen zu lassen.

Eines ist mir an dieser Stelle ganz wichtig, Ihnen mitzuteilen

Oft quälen sich Angehörige von Betroffenen mit der Frage, in wie weit sie eine Mitschuld an der psychischen Störung haben. Die Antwort auf diese Frage zu suchen ist zum einen wenig hilfreich, da man dabei Gefahr läuft, bereits bestehende, gut funktionierende soziale Beziehungen in Mitleidenschaft zu ziehen. Zum anderen steht man vor einem eigentlich unlösbaren Problem. Die Verkettung unterschiedlicher Schicksale mehrerer Menschen wirft bei näherer Betrachtung unweigerlich die Frage auf: »Wo fängt man an? Wo hört man auf?« Und da es für den Heilungsprozess keine Bedingung ist, sollte man erst gar nicht mit der Suche beginnen.

Die Psychotherapie hat bei der Behandlung von Zwangsstörungen bis heute große Fortschritte gemacht. Deshalb ist es auch so wichtig, sich Hilfe zu suchen. Führen Sie den Betroffenen mit sanftem Drängen aus seiner Isolation und verzweifelten Situation heraus, indem Sie ihn konsequent motivieren, diese professionelle Hilfe auch in Anspruch zu nehmen. Allein haben Sie keine Chance. Er muss sich nicht weiter dafür schämen und heimlich leiden. Auch ich war kein Versager und habe erst in der Klinik wieder »laufen« gelernt. Laufen in einem Leben mit weniger Angst und weniger Fremdsteuerung in Richtung Freiheit.

Ich habe mich wiedergefunden, denn glaubt mir eins – es gibt uns noch.

14. KAPITEL

VON VOLLKASKO-MENTALITÄTEN, GERMAN ANGST UND DESINFEKTIONSMITTELN

Da gibt es etwas, was mich in Rage bringt. Wobei ich mich eigentlich im gleichen Atemzug auch über mich selber ärgere, denn ich folge diesem Ärgernis seit Jahrzehnten wie die Ratte dem Rattenfänger von Hameln. Gut, nicht ganz freiwillig, aber dennoch bekennend manipuliert von dem Versprechen der TV-Werbung: 100 Prozent Bakterienfreiheit. Das heißt, soweit gehen die Hersteller natürlich nicht, denn wer würde 100 Prozent Sicherheit schon glauben, aber 99,99 Prozent ist doch gar keine schlechte Quote, wer will über die 0,01 Prozent Restrisiko für Leib und Seele schon streiten. Die Rede ist von Sinn und Unsinn desinfizierender Reinigungsmittel im Haushalt. Wahrheit oder Lüge ist hier die große Frage, wem kann man hier trauen, und wie wichtig ist ein keim- und bakterienfreier Haushalt?

Irgendwie ist es ja auch merkwürdig. Je weiter wir in der Entwicklung von Wissenschaft und Fortschritt voranschreiten, desto verkeimter scheint unsere Welt zu werden. Muss ja stimmen, da die Produkte unserer Marktwirtschaft immer mehr zum Kampf gegen Bakterien und Keime aufrüsten. So begegnen wir in den Einkaufsregalen bei Weitem nicht nur den Waffen ähnlichen Desinfektionspistolen für die scharfe Reinigung von Bad, Böden und sonstigen Flächen im Haushalt, sondern auch Hygienewäschespülern, Badematten, Müllbeuteln und sogar Textilien wie Socken oder sonstiger Sportlerwäsche, in denen Bakterizide, also Keim abtötende Mittel eingesetzt werden.

Die Wirksamkeit dieser sterilen Versprechungen ist allerdings in den meisten Fällen nicht nachweisbar. Im Gegenteil, diese 99,99-prozentige hygienische Sicherheit versprechenden Produkte unserer Wirtschaft sind sogar als gefährlich für unsere Gesundheit einzuschätzen. Und ich plaudere hier nicht nur irgendeine Überzeugung eines Baum-Umarmers nach. Grundlage für dieses Kapitel sind unter anderem die neutralen Berichte des Bundesinstitutes für Risikobewertung (BfR) und der Nationalen österreichischen Umweltbundesamt GmbH Wien unter der Schirmherrschaft des deutschen Bundesministeriums für Umwelt, Naturschutz und Reaktorsicherheit.

Die eindeutige Kernaussage dieser Berichte lautet: **Desinfektionsmittel gehören nicht in den normalen Haushalt!** Gesunde Hygiene im normalen Haushalt wird erreicht durch einen regelmäßigen Austausch der verwendeten Putzlappen und Putzschwämme, eine regelmäßige Leerung der Müllbehälter, Reinigung des Kühlschrankes bei Bedarf, ausreichende Reinigung mit einfachen Putzmitteln, der Trockenhaltung von Bad, Küche und WC sowie angemessen Händewaschens.

Sämtliche Desinfektionsmittel enthalten Inhaltsstoffe, die für die Gesundheit und auch zu großen Teilen für unsere Umwelt bedrohlich sein können. Sie können im Einzelfall Allergien und Ekzeme hervorrufen. Das könnte auch eine mögliche Erklärung dafür sein, dass die Anzahl der von Allergien und Intoleranz betroffenen Personen stetig steigt. So ist es in hohem

Maße bedenklich, dass immer häufiger Vergiftungsfälle von Kindern und älteren Menschen beschrieben werden, deren Ursache die Aufnahme von konzentrierter Desinfektionslösung ist. Ganz zu schweigen von den erheblichen Belastungen für unsere Umwelt. Desinfektionsmittel können, in unkontrollierten Mengen angewendet, gute Wasserorganismen abtöten und somit die Funktion unserer Kläranlagen schädlich beeinflussen. Dazu kommt, dass Desinfektionsmittel im Haushalt oft unsachgemäß angewendet werden, sodass sie nur zum Teil wirksam oder gänzlich unwirksam sind. Aktuell diskutieren die Sachkundigen ebenfalls, inwieweit ein Zusammenhang zwischen dem Einsatz von Desinfektionsmitteln und unerwünschter körperlicher Resistenz zum Beispiel gegenüber bestimmten notwendigen Antibiotika besteht.

Die Verantwortung der Hersteller und der Werbung, die uns eine Vielzahl ähnlicher Produkte andrehen wollen, sollte also überdacht werden, wobei wir als Konsumenten, glaube ich jedenfalls, immer mehr allein gelassen werden und auf uns gestellt sind. Umso mehr Angst wir haben, umso bereitwilliger greifen wir in die Tasche, um unsere Lieben und uns zu beschützen. Und so wird Müttern eingeredet, dass ein kleiner Junge in öffentlichen Verkehrsmitteln dringend Desinfektionsmittel auf die Patsch-Händchen braucht, und es wird unseren Kleinsten die Hygieneseife durch lustige Sammel-Klebe-Sticker schmackhaft gemacht. Ich persönlich, als jahrzehntelang leidender Kontaminationszwängler, finde das empörend und unverantwortlich.

Daher sollten unsere Wirtschaft und Politik bitte ebenso beachten, dass ein unaufgeklärtes, verängstigtes Volk zwar gut regierbar ist und auch gern viel Käuferkapital in den Einzelhandel steckt, dass aber auf der anderen Seite die Zahl der Zwangs- und

Angsterkrankten stetig steigt, und damit auch die Anzahl der Frührentner und Menschen, die längerfristig arbeitstechnisch ausfallen.

Im Ergebnis dieser Berichte wurde von den Sachverständigen dringend zu mehr Aufklärung der Konsumenten aufgerufen, und so sollte bereits in den Schulen mit dem Vermitteln der Grundlagen gesunder und ausreichender Hygiene am Körper und im Haushalt begonnen werden. Ich sage nur so viel, der Testbericht ist ein paar Jahre alt und allzu viel hat sich, glaube ich, zwischenzeitlich nicht zu diesem Thema getan. Ach, doch, wartet mal ... Hier habe ich gerade etwas gefunden. Da wendet sich ein sehr bekannter Hersteller von Desinfektions- und Hygieneseifen und desinfizierenden Putzmitteln doch schon an Neugeborene beziehungsweise an die werdenden Mamis.

(Da ich den Namen der Firma nicht nennen möchte, nenne ich diese nachfolgend Pille-Palle)

»Entdecken Sie Reinigungstipps für Mütter und die, die es noch werden. Pille-Palle kann Ihnen dabei helfen, Ihrem Neugeborenen ein gesundes und glückliches Zuhause zu bieten. Ein so junger und verletzlicher Mensch wie Ihr Baby verlangt förmlich danach, dass Ihr Haus so sicher und sauber wie möglich ist.«

»Halten Sie die Reinigungsprodukte, von denen Sie wissen, dass Sie benötigt werden, immer griffbereit. Platzieren Sie zum Beispiel eine Packung Pille-Palle Rein und Frisch Allzwecktücher nah der Wickelkommode oder in greifbarer Reichweite der Spielzeugecke. Ein kurzer Wisch und die Umgebung Ihres kleinen Lieblings ist schnell wieder keimfrei.«

»So werden Sie ein großartiges Team – auch bei der Haushaltsreinigung.
EIN TEAM! SIE UND IHR BABY!«

Nett wäre natürlich der Service, wenn der Hersteller für unseren kleinen Liebling und Desinfektions-Teampartner gleich vorausschauend einen Platz in der psychosomatischen Klinik reservieren könnte, denn die Wartezeiten werden immer länger ...

Es liegt mir wirklich fern, an dieser Stelle diverse Verschwörungstheorien heraufzubeschwören oder gar die apokalyptischen Reiter in den Sattel zu setzen. Für mich steht jedoch trotz aller Vernunft fest, dass denjenigen, die heutzutage am lautesten posaunen, es gut mit uns zu meinen, hätten sie in den Händen eines alten italienischen Schnitzmeisters namens Geppetto das Licht der Welt erblickt, bei diesen Aussagen eine verdammt lange Nase wachsen würde.

Gerade fällt mir auf, dass dieser Vergleich mit einer berühmten Marionette recht gelungen scheint. Der Keimling zu einer ausgewachsenen Depression kann nämlich durchaus auch aus der Einsicht entstehen, dass wir als Bevölkerung viel zu wenig gegen die bestehenden Verhältnisse tun oder tun können, und dadurch nicht selten die Hoffnung auf eine Verbesserung der Zustände verlieren. Warum wird denn die Wahlbeteiligung in unserem Land immer schlechter? Aber ich will nicht zu weit abdriften. Sonst male ich mir am Ende dieses Kapitels noch das halbe Gesicht blau und ende wie im Film *Braveheart*, obwohl mich diese Vorstellung gerade lockt.

Letzten Endes hänge auch ich noch fest im Desinfektionsmodus, und alles nur auf Wirtschaft und Politik und überhaupt auf »die da oben« zu schieben, bringt uns ja nun auch kein Stück weiter. Und schließlich können wir die Verantwortung auch nicht ganz von unseren Schultern nehmen, denn wir sind ja immer noch Herr unseres eigenen Tuns und Handeln. Und vor allem: unserer Entscheidungen.

Ich habe ab letzter Woche und vor allem ab der Recherche zu diesem Kapitel, damit begonnen, desinfizierende Reinigungsmittel aus meinem Umfeld zu verbannen, bis diese in nächster Zukunft hoffentlich gänzlich verschwunden sind. Somit treffe ich eine vernünftige Entscheidung für mein Leben und spare viel Geld; und vor allem bekämpfe ich zeitgleich meinen Zwang. Denn als Kontaminationsängstler und Waschzwängler gibt man monatlich Unsummen für diesen Schwachsinn aus. Wieder ein Stückchen Angst weniger.

Darf ich zum Thema Angst bitte noch einige kleine Anmerkungen machen? (Wem es an dieser Stelle zu viel Sesselpolitik ist, der kann ja schon mal umblättern.) Bei meinen umfassenden Recherchen zum Thema »unsere Angst« bin ich auf einige interessante Aussagen gestoßen. Ist es bekannt, dass die Deutschen in der Welt auch für ihre Ängstlichkeit bekannt sind? So hat zum Beispiel die Begrifflichkeit »German Angst« in den internationalen Sprachgebrauch Einzug gehalten. Fleiß, Ordnungsliebe, Hang zur Perfektion, Bratwurst, gute Autos, gewöhnungsbedürftiger Humor, Sauerkraut und Bratwurst – all das meinetwegen. Aber das mit der Angst war mir persönlich auch neu. So gelten die Deutschen in Bezug auf politische und gesellschaftliche Entwicklungen als übertrieben zögerlich und ängstlich, doch die Charakterisierung macht auch vor dem einzelnen Einwohner nicht halt. So leidet der Deutsche im weltweiten Vergleich mit unter den heftigsten Existenzängsten und unter der Angst prognostizierter zukünftiger negativer Veränderungen.

Dabei geht es uns so gut wie kaum jemanden. Man unterstellt uns eine Vollkasko-Mentalität.

Ein Phänomen, das den Wahrheitsgehalt dieser These fundieren könnte, ist die Tatsache, in welchem Umfang wir Deutschen versichert sind. Wir sind versucht, uns gegen möglichst jedweden realen und irrealen Schadensfall abzusichern und sind gern bereit, für dieses maximale Schutzbedürfnis, Unsummen zu investieren. Dabei möchte ich dringend davon abraten, irgendwann einmal privaten Kassensturz zu machen und zu bilanzieren. Wie viel habe ich in meinem Leben an Versicherungen gezahlt, wann und wie haben diese mir wirklich geholfen und wie gestaltet sich das Preis-Leistungsverhältnis. Dieser durchschnittliche Minusbetrag würde uns minimal in die Verzweiflung stürzen.

Ein normales Versicherungspaket innerhalb einer Durchschnittsfamilie gestaltet sich in unserem schönen Land ungefähr so: Privathaftpflicht für Singles oder Familien, Single-, Privat-, Berufs- und Verkehrsrechtsschutz, Senioren Rechtsschutz, Versicherungen für Auto, Motorrad, Moped, Wohnmobil, Lieferwagen und Anhänger, Haftpflicht, Tierhalterhaftpflicht, Privathaftpflicht für Hauseigentümer, Hausratversicherung, Unfallversicherung, Kinderunfallversicherung, Krankenversicherung, Auslandsreisekrankenversicherung, Krankenvollversicherung, Pflegezusatzversicherung, Berufsunfähigkeitsversicherung, Risikolebensversicherung, Rentenversicherung, sonstige Lebensversicherung, Wohngebäudeversicherung und Sterbegeldversicherung.

Auf eine »In den Himmel kommen Versicherung« wurde dabei aus mir nicht nachvollziehbaren Gründen bis dato verzichtet. Wir versuchen aus Leibeskräften, unser Hab und Gut und natürlich auch die Qualität unseres Lebens abzusichern, was irgendwo natürlich vernünftig und praktisch ist. Allerdings ist es ganz unterhaltsam sich vorzustellen, welche Entdeckungsreisen oder Abenteuer aus der Geschichte der Menschheitsentwicklung wohl jemals gestartet worden wären, hätte ein Versicherungsagent vorher die Risiken abgeschätzt und dementsprechende Versicherungen entworfen. Der Mond wäre heute noch ein Pfannkuchen und die Erde wohl eine Scheibe. Es wirft ganz einfach die Frage auf, ob hier nicht der Perfektionismus und die Sehnsucht nach 100 Prozent Sicherheit und das mögliche Umschiffen jeglichen Restrisikos, bereits zwanghafte Züge trägt. Damit wird unser aktives aktuelles Leben nicht mehr bereichert, sondern wir schränken uns selber ein. Unsicherheit ist und bleibt ein Bestandteil des Lebens, und wie langweilig und vorhersehbar wäre es, würden wir immer 100 Prozent sicher sein. Das ist es, wonach jeder Angst- und Zwangserkrankte verzweifelt sucht: die endlich die ersehnte Ruhe bringende 100-prozentige Sicherheit. Gibt es aber nicht! Aus, bums, vorbei, Sendeschluss! So läuft uns das »Hier und Jetzt« davon, und wir schieben das erwünschte Glücklichsein immer mehr vor uns her in die Zukunft. Darf man ja auch ein bisschen machen, nur sollte man eben das Leben zwischendrin nicht vergessen.

15. Kapitel

WIEDER ZU HAUSE

Oder: Aufbruch in die Realität

Ich war wieder zu Hause.

Am Vortag hatte man uns, meine Mami und mich, aus Köln zurück in die kleine hübsche Stadt chauffiert, in der ich lebe. Der Bürgermeister und an die 100 Dschungelfans hatten mich auf dem Marktplatz willkommen geheißen, und der Friseur hat mir eine glitzernde Prinzessinnen-Krone spendiert.

Körperlich noch immer etwas ausgemergelt und irgendwie dauernd erschöpft, versuchte ich, mir zu Hause die Erholung zu holen, die ich brauchte. Doch das Telefon stand nicht still, ständig baten Zeitungen um Interviews und Redakteure wollten Einzelheiten zu den geplanten Dschungel-Spezial-Shows besprechen. Im Internet diskutierten die Menschen viel über mich, und auch hier unterstellten mir manche, ich würde mein psychisches Leiden nur spielen, um nur ja irgendwie im Gespräch zu bleiben. Wie ich nun mal ticke, nahm ich mir diese Vorwürfe echt zu Herzen. Man sagt immer, man ist stark, und dass das nun einmal der Preis der Öffentlichkeit ist, aber so etwas geht an keinem nur leidlich sensiblen Menschen spurlos vorbei.

Beim anschließenden Promi-Dinner verlor ich nicht nur wieder (schon zum zweiten Mal, obwohl ich nicht schlecht koche), sondern man schrieb sogar im Internet, dass ich in einem Dreckstall wohne, bloß weil ich in der Hektik einige Gemüseschalen mit dem Fuß unter einen Schrank geschoben hatte. Da ich Angst vor dem Fußboden habe, konnte ich die Schalen nicht sofort aufheben, da ich sonst ewig Zeit mit Händewaschritualen verplempert hätte. Das wusste natürlich kaum jemand, aber war genau das nicht erst recht ein Grund, mich nicht sofort mit solchen Vorwürfen zu überhäufen?

Natürlich hatte ich nach den Dreharbeiten alles wieder gründlich sauber gemacht, aber das interessiert dann schon wieder keinen mehr. Die Schlagzeilen trafen mich hart, da es für einen von Kontaminationsangst Betroffenen an sich schon wirklich schwierig ist, sich ein schönes und sauberes Heim zu schaffen. Viele gehen davon aus, dass es bei einem unter Waschzwang und unter Kontaminationsangst Leidenden picobello sauber und super ordentlich sein müsste, doch das ist oft ein Irrtum. Die Dinge sind weitaus komplizierter. Wenn ich zum Beispiel Angst vor einem vermeintlich kontaminierten Gegenstand hatte, dann übertrug sich diese Angst oft auf das Regal oder den Schrank, in dem er sich befindet. Da dieser Schrank auf dem Erdboden steht oder das Regal an einer bestimmten Wand hängt, hatte ich dann auch vor diesen Bereichen meiner Wohnung Angst. Das wiederum bedeutete, dass ich da nicht mehr hinkonnte – auch nicht zum Saubermachen.

Vor dem dritten Zimmer meiner aktuellen Wohnung hatte ich erhebliche Angst, da ich dort alles reinschob, was mir Furcht einflößte. In diesen Raum wagte ich mich irgendwann keine zwei Meter mehr hinein. Dort verstaubte mit der Zeit alles. Und da ich auch ganze Möbelstücke, vor denen ich Angst bekommen hatte, weggegeben hatte oder sonst wie ausrangieren musste, war es in meiner Wohnung recht kahl geworden, wie man sich vorstellen kann. Leider hatte die Angst mit der Zeit auch in der neuen Wohnung wieder Einzug gehalten. Ich kämpfte verzweifelt um Sauberkeit und Gemütlichkeit, gerade vor der Sendung, deshalb traf mich die Bemerkung wirklich hart.

Bei der TV-Sendung *Grill den Henssler* hatte ich ebenfalls wieder stark mit meinen Zwängen zu kämpfen, da ich hier unter extremem Stress und Zeitdruck kochen musste. Ich konnte mir nicht die Zeit nehmen, für mich richtig zu unterscheiden, welches Kochutensil »kontaminiert« war und welches nicht. Ich musste die gekochten Speisen trotzdem abschmecken, um eine minimale Gewinnchance zu haben. Es erübrigt sich zu erwähnen, dass ich auch hier natürlich wieder einmal verloren habe. Total hyperaktiv und irgendwie neben mir stehend rutschte mir an einer Stelle fast das heiße Ofenblech mit den Hähnchenschenkeln zu Boden, wobei etwas heißes Öl auf den Fußboden tropfte, auf dem ich natürlich auf dem Weg zurück zum Herd ausrutschte und mit einem klassischen Fallrückzieher unter die Kochinsel segelte. Blitzschnell wurde mir bewusst, dass ich gerade mitten in einer TV-Show hingeflogen war, ich schoss reflexartig in die Höhe und donnerte prompt mit der Nase an eine Stahlkante. Ich war als Kontaminationsängstler also nicht nur gerade auf dem gefürchteten Fußboden gelandet, sondern hatte mich auch noch verletzt. Mein Nasenrücken schwoll in Sekundenschnelle an, und bald sah ich aus wie ein Star-Trek-Klingone ... Trotzdem lächelte ich alles tapfer weg und brach erst im Hotel zusammen.

Depressive Verstimmungen holten mich in dieser Zeit immer schneller ein, und auch die Zwänge wurden immer schlimmer.

Ständig wurde ich in Interviews danach befragt, was die nähere Zukunft so brachte, doch allzu viel war da einfach nicht in Sicht. Ich merkte zudem immer deutlicher, dass ich mein altes, neues Leben so nicht mehr weiterleben konnte. Somit antwortete ich stets im Brustton der Überzeugung, ich würde demnächst in eine psychosomatische Klinik einchecken und mich dort in einer Konfrontationstherapie meinen Ängsten stellen.

Da *stern TV* schon einmal einen tollen Beitrag über mich und mein Leiden produziert hatte, signalisierte man mir von dieser Seite, dass man meinen Klinikaufenthalt sehr gern dokumentierend begleiten wolle. Doch so übel es mir auch ging, und so laut ich diesen Plan auch stets im Brustton der Überzeugung herausposaunt hatte, so unschlüssig war ich mir auch, ob ich ihn tatsächlich umsetzen würde. Es ist doch noch mal ein großer Unterschied, ob man sich zu seinen Zwängen bekennt und diese auch von einem Therapeuten behandeln lässt oder ob man sich in eine Klinik einweisen lässt. Ich war hin- und hergerissen zwischen der absoluten Einsicht in die Notwendigkeit dieser Maßnahme – denn mittlerweile ging ich vor lauter Angst und Depressionen kaum noch aus dem Haus, und der Schraubstock der Zwänge hielt mich immer fester im Griff – und der Angst vor der Klinik.

Wie sollte ich dort überleben? Ein fremdes Bett, eine fremde Dusche, fremde Toilette, fremdes Geschirr und Besteck, und diese Aufzählung hat ja noch nichts mit den Herausforderungen einer therapeutischen Konfrontationstherapie zu tun, der ich mich ja zusätzlich zu diesen Alltagsanforderungen stellen musste. Wie wusch ich dort meine Wäsche, wie konnte ich tagtäglich auf fremden, jedermann zugänglichen Stühlen sitzen?

Im Dschungelcamp waren viele Dinge noch neu und unbenutzt gewesen und überall um mich herum war Natur. Bei zahlreichen

Herausforderungen konnte ich mich irgendwie so durchmogeln. In der Klinik allerdings würden die Dinge um mich herum schon von ganz vielen Menschen vor mir in Benutzung gewesen sein und ich nur von Zivilisation und deren Regeln umgeben. Ich verzweifelte in Anbetracht der Flut dieser Probleme und erstickte fast an meiner Hilflosigkeit. Kaum hatte ich den Dschungel hinter mir, wartete auch schon das nächste Abenteuer auf mich. Nur dass dieses Abenteuer keine Fernsehshow war, sondern mein Leben, meine Gesundheit und meine Zukunft!

Zum Glück hakte *stern TV* immer wieder nach, und da Professor Ulrich Voderholzer, der Leiter der psychosomatischen Schön Klinik Roseneck in Prien, bereits mein fachlicher Begleiter beim letzten *stern TV*-Auftritt zum Thema Zwänge gewesen war, wurde der Kontakt zwischen mir und der Klinik schlussendlich hergestellt. Trotzdem versuchte ich, den Aufnahmetermin immer wieder hinauszuzögern und schob ihn im Jahr immer weiter nach hinten. Auch das ist übrigens ein typisches Zwangsmerkmal, das Problem des Aufschiebens, des Herauszögerns und des Vermeidens oder Umgehens. Schließlich einigten wir uns auf Ende April und legten den Termin fest.

Jetzt gab es für mich kein Zurück mehr. Die Tage vor meiner Abfahrt nach Prien an den Chiemsee vergingen wie im Flug. Ich hatte viel zu organisieren, denn voraussichtlich würde ich mehrere Wochen von zu Hause weg sein. Ich fühlte mich komplett überfordert und hätte am liebsten alles abgeblasen. Warum sollte ich mir das nur antun? Ich war doch bis jetzt auch irgendwie zurechtgekommen, wenn auch mehr schlecht als recht.

Ich stellte wieder einmal fest, dass man als psychisch Erkrankter an erster Stelle vor der Aufgabe steht, sich selber zu verzeihen, zu erlauben und zu glauben, dass man wirklich krank ist und unbedingt Hilfe braucht. Krankheiten, die man im Kopf hat, sind einfach extrem schwer zu akzeptieren, auch von uns Betroffenen selber. Schließlich war der Tag der Abfahrt gekommen und ich musste meine Wohnung verlassen. Nach gefühlten Stunden eines Zwangskontrollmarathons, drehte ich erschöpft und fast am Ende meiner Kräfte den Autoschlüssel um und sah mein Zuhause im Rückspiegel immer kleiner werden.

Ein Song aus der Zeit der »Neuen deutschen Welle« ging mir durch den Kopf:

Auf meiner Fahrt in die Klinik,
sah ich noch einmal die Lichter der Stadt.
Sie brannten wie Feuer in meinen Augen.
Ich fühlte mich einsam und unendlich schlaff.
Hey, hey, hey, ich war der goldene Reiter …

Teil 3

… zu verlernen.

16. Kapitel

DIE SCHÖN KLINIK ROSENECK IN PRIEN AM CHIEMSEE

Oder: Auf direktem Weg in Richtung Freiheit

Die Fahrt schien mir ewig zu dauern, und als ich nach sechs Stunden auf der Autobahn endlich vor dem Eingangsbereich der Klinik haltmachte, war es bereits fast Abend.

Die Klinik Roseneck machte ihrem Namen alle Ehre, denn an allen möglichen Ecken und Enden hatte man Rosenrabatten angelegt. Noch waren die Knospen nur zu erahnen, doch die Erwartung auf den zukünftigen schönen Anblick erfreute mich schon einmal. Der Eingangsbereich war hell und einladend, die Damen an der Rezeption freundlich und zuvorkommend. Fix bugsierte ich mein Auto in die Tiefgarage, schnappte mir an der Rezeption meinen Zimmerschlüssel und sauste anschließend mit dem Aufzug in die dritte Etage, wie man es mir gesagt hatte.

Das Klinikgebäude erschien mir weitläufig und gemütlich, und ich genoss aus dem Glasfahrstuhl den Ausblick über den Chiemsee in die Chiemgauer Alpen. Fast kam ich mir wie ein Urlauber vor, der in sein Hotel eincheckt und sich schon auf das Vier-Gänge-Menü im Sterne-Restaurant freut. Der Pinkelbecher für die obligatorische Urinprobe, den ich sofort beim

Betreten meines Zimmers auf dem Schreibtisch erspähte, holte mich jedoch relativ flink wieder zurück in die Realität. Hanka war nicht im Urlaub, sondern in einer Klinik, weil sie dringend Hilfe brauchte!

Ich schaute mich neugierig im Zimmer um. Hübsch, sehr hübsch, dachte ich, als mein Blick die hochwertigen Möbel, das gemütliche Bett und den Fernseher streifte. Zögerlich öffnete ich die Tür zum kleinen Badezimmer und machte mir sofort wieder große Sorgen. Das Bad war zwar blitzsauber und genauso hübsch, allerdings befand sich die Toilette verhältnismäßig nah an der Dusche. Für meine gestörten Verhältnisse leider zu nah, zudem war die Dusche ebenerdig. Sofort schaltete sich in meinem Kopf eine scheppernde Rundumleuchte an, eine Sirene ertönte und es herrschte Alarmstufe Rot auf Deck 4.

Oh Gott! Wenn ich dusche und das Wasser aus der Dusche unter die Toilette läuft, dann wieder kehrtmacht und, ohne dass ich etwas dagegen tun kann, meine Füße umspült, die ich dann dermaßen kontaminiert durch meinen Slip balancieren muss, was dann? Mein Katastrophenprogramm lief bereits auf Hochtouren, und ich war schlicht verzweifelt. Wie sollte ich das nur alles schaffen?

Wie ein Häufchen Elend setzte ich mich auf den Sessel, natürlich erst, nachdem ich diesen mit letzter Kraft desinfiziert hatte. Das Waschbecken war für mich tabu, da dort wer weiß wie viel tausend Menschen schon hineingespuckt hatten, und so blieb mir nur die Dusche mit ihrem fließenden Wasser, die ich selbstverständlich noch stundenlang würde desinfizieren müssen, als Quelle der Reinheit und Sicherheit. Ich legte den Koffer, der trotz seines immensen Gewichts den Boden noch nicht berührt hatte, auf den Couchtisch und schob diesen dann vor die Badezimmertür. Ich hatte nicht vor, meine Sachen auszuräumen, denn die Schränke machten mir aktuell noch Angst. Ich beschloss, einfach wie ein Weltenbummler aus dem Koffer zu leben. Meine Wäsche würde ich mithilfe meiner eigens dafür mitgebrachten Baby-Badewannen auf dem Zimmer waschen und nicht in den Waschmaschinen der Klinik. Natürlich hatte ich auch meinen eigenen Wäscheständer dabei, den ich nun auf der tollen Dachterrasse platzierte. Ich genoss kurz den Blick auf den See, und legte schließlich meine eigene Kuscheldecke mit den Sternen ordentlich auf die Tagesdecke des Bettes. Diese Tagesdecke würde auch das einzige vom Bett sein, mit dem ich in Berührung kommen würde, denn ich habe beschlossen, angezogen unter meiner Decke zu schlafen. Die Bettwäsche machte mir nämlich ebenfalls große Angst, obwohl in der Klinik selbstverständlich die strengen Hygienevorschriften eines Krankenhauses herrschten.

Als es dann mit einem Male laut schepperte, konnte ich das Geräusch im ersten Moment gar nicht richtig orten. Da aber in meinem Zimmer alles in Ordnung zu sein schien, musste der Lärm zwangsläufig aus dem Bad kommen. Wie angewurzelt verharrte ich im Türrahmen, als ich sah, dass der Duschschlauch samt Duschkopf irgendwie auf den Fußboden des Badezimmers gefallen war. *Alles aus!*, schrie es verzweifelt in mir, und ich brach im selben Augenblick zusammen. Die einzige Quelle der Sauberkeit und Sicherheit in meinem Bereich, der Duschkopf mit seinem reinen fließenden Wasser, das mich erquicken, beruhigen und reinigen sollte, lag auf dem so gefürchteten Fußboden und war unrettbar »kontaminiert«. Wie und wo sollte ich meine Hände nun waschen und überhaupt meine Waschrituale abhalten? Ich weinte und schluchzte minutenlang und sah nirgendwo Rettung. Hilflos schluchzend suchte ich an den wenigen bereits von mir desinfizierten Gegenständen Halt. Irgendwann landete ich schließlich wieder im Sessel am Schreibtisch und wurde langsam ruhiger. Was aber nicht bedeutete, dass ich weniger verzweifelt war, denn ich fand einfach keine Lösung für diese Katastrophe.

Im Strudel der Verwirrung erinnerte ich mich daran, dass ich eine Plastikschüssel im Gepäck hatte, die ich sofort mit einer der ebenfalls mitgebrachten Flaschen Desinfektionsmitteln befüllte. Dann legte ich den »verseuchten« Duschkopf mithilfe von Gummihandschuhen hinein und hoffte inständig darauf, dass diese Zwangshandlung mich beruhigen würde. Das tat sie aber leider nicht, denn mein Kopf war bereits voller Bilder, in denen das »Böse« bereits im Innern des Duschkopfes und Duschschlauches angekommen war, wo das Desinfektionsmittel nicht hinkam, und sich in Zukunft bei jeder heißen Dusche über mir und in mir ausbreiten würde.

Ich dachte an Flucht, denn noch war mein Koffer nicht ausgepackt, und auch der Autoschlüssel lag griffbereit. Aber zum Glück erinnerte ich mich in diesem Moment an die nette Dame von der Rezeption, die mir versprochen hatte, dass zu jeder Tages- und Nachtzeit ein Psychologe im Haus sei, der im Notfall helfen könne. Doch wie sollte ich diesen rufen? Zum Zimmerkomfort gehört zwar auch ein Telefon, doch wie sollte ich dieses bedienen? Den Hörer abnehmen und die Tasten drücken, das konnte ich noch mit Gummihandschuhen realisieren, doch ich konnte nicht meinen Mund in die Nähe der Sprechmuschel bringen, da dort ja schon etliche andere Menschen rein gesprochen hatten. Und Menschen spucken nun mal manchmal beim Reden. Mein Zwang befahl mir, stets meine Körperöffnungen sicher zu schützen, also stand klassisches Telefonieren absolut nicht zur Diskussion. Glücklicherweise entdeckte ich die Lautsprechertaste und schaffte es tatsächlich, den diensthabenden Arzt und Psychologen zu Hilfe zu rufen.

Als es an meiner Zimmertür klopfte, empfing ich ihn wie meinen Retter. Nachdem ich ihm von meiner Krisensituation berichtet hatte, beratschlagten wir gemeinsam, was man hier tun konnte. Mir wäre ein nagelneuer Duschkopf die beste und liebste Lösung gewesen, schädliche Vermeidung wie immer, doch er war von meiner Idee nicht so begeistert. »Was machen wir denn morgen, liebe Frau Rackwitz, wenn Ihnen der Duschkopf zufällig wieder herunterfällt?« Diesem Argument gegenüber konnte ich mich nicht ganz verschließen. So versuchte ich eine Dreiviertelstunde unter seiner psychologischen Betreuung, den Duschkopf wieder zurück in die Halterung zu hängen und das Wasser anzustellen. Als ich es endlich geschafft hatte und das Wasser wieder lief, war ich erschöpft, aber beruhigt. Die katastrophalen Befürchtungen wurden relativiert, und da die Panik sich langsam verabschiedete, hatte die Vernunft wieder eine minimale Chance.

Während dieser Dreiviertelstunde hatten wir viel über meine Gefühle und Befürchtungen gesprochen. Ich hatte gebettelt und geschrien, gelacht und geweint, doch zuletzt fühlte ich mich wirklich leichter. Die Panik war gewichen und ich wieder mit beiden Beinen auf dem Boden gelandet. Der Doktor gratulierte mir zu meiner ersten geglückten Konfrontationstherapiestunde (auch Expositionsübung genannt) und kehrte in sein Sprechzimmer zurück.

Im Nachhinein war es mir irgendwie peinlich, dass mir ein erwachsener, studierter Mensch fast eine Stunde dabei zugesehen hatte, wie ich einen Duschkopf wieder in die Halterung bugsierte, auf der anderen Seite tröstete ich mich mit der Floskel »Augen auf bei der Berufswahl«, und konnte schon wieder ein klein bisschen lächeln. Mein Humor hatte mir oft dabei geholfen, im Nachgang nicht zu verzweifeln.

Die Auswahl am Abendbrot-Buffet war reichlich, und ich griff ordentlich zu. Da ich von je her arge Probleme damit habe, mich für irgendetwas zu entscheiden, deckte ich mich ein, als stände ein Tornado vor der Tür, – aber natürlich würde ich wie gewöhnlich nur einen Bruchteil davon wirklich essen. Meine Augen sind leider immer größer als mein Mund, auch das ist ein Teil meiner Essstörung.

Meine Patin (eine Patientin meiner Station) erklärte mir, ich sei in Station C5 und stellte mir einen großen Tisch voller wildfremder Menschen vor. Namen umflatterten meine Öhrchen und wollten gemerkt werden. Ich gab mir erst gar keine Mühe, denn so gut wie ich mir Zahlen merke, so miserabel ist mein Namensgedächtnis. Als jahrelanger Einsiedler verspürte ich zudem überhaupt keine große Lust, auf einmal zu einer Gruppe zu gehören und viele Dinge ab jetzt gemeinsam tun zu müssen. Wie ein Fremdkörper saß ich unter meinen Mitpatienten und hörte Satzfetzen aus deren Klinikalltag, die ich nicht verstand. Unbehagen stieg in mir auf, und ich wünschte mich in meine Einsamkeit zurück, die ich zwar selten genossen hatte, aber doch immerhin gewohnt war. Mit Erschrecken bemerkte ich, dass ich sozial total verunsichert war. Dies alles war für den ersten Abend zu viel für mich, und ich wünschte allen eine gute Nacht. Dann flüchtete ich in mein Zimmer, legte mich erschöpft auf mein Bett, deckte mich mit letzter Kraft mit meiner Sternchendecke zu und fiel in gnädiges Vergessen.

Deutschlandweit gibt es eine gute Auswahl an psychosomatischen Kliniken, die sich die gezielte Therapie von Angststörungen, Zwangsstörungen, Essstörungen, Borderline-Störungen, dem Burnout-Syndrom und Depressionen zur Aufgabe gemacht haben. Somit sollte es möglich sein, für jeden Hilfesuchenden eine passende Klinik in der Nähe zu finden. Ich hatte mich für die Schön Klinik Roseneck in Prien am Chiemsee entschieden, obwohl diese relativ fern von meiner Heimat liegt. Das hatte mehrere Gründe: Zunächst einmal hatte ich den Leiter der Klinik ja bereits bei meinem *stern TV*-Auftritt kennen- und schätzen gelernt. Darüber hinaus war mir die Klinik persönlich von einem Spezialisten in der Zwangsbekämpfung und zusätzlich von einem Vorstandsmitglied der Deutschen Gesellschaft für Zwangserkrankungen persönlich empfohlen worden. Die Gesellschaft für Zwangserkrankungen wurde 1995 gegründet. Sie hat sich zur Hauptaufgabe gemacht, Menschen, die unter Zwangsstörungen leiden, sowie deren Angehörigen mit Rat und Tat zur Seite zu stehen. Somit arbeiten Betroffene und Experten Hand in Hand. Diese Kontaktstelle bietet einen umfassenden Überblick über das Angebot passender Therapeuten und hilfreichen Einrichtungen deutschlandweit. Am unkompliziertesten ist die Deutsche Gesellschaft für Zwangserkrankungen über das Internet zu erreichen.

Zusätzlich hatte ich mir im Internet ein umfassendes Bild über die Lage der Klinik, über Bewertungen ehemaliger Patienten und über weitere wichtige Daten und Fakten verschafft. Dieses Vorgehen bei der Auswahl der individuell passenden Klinik würde ich jedem empfehlen, denn Klinik ist dann doch nicht immer gleich Klinik. Die Schön Klinik in Prien ist eine international anerkannte Therapieeinrichtung für die Behandlung psychischer und psychosomatischer Erkrankungen. Sie steht auch Kassenpatienten offen und ist führend bei der Behandlung eines breiten Spektrums psychischer Störungsbilder. Zudem werden dort kontinuierlich alle Therapieprogramme überprüft und weiterentwickelt.

Dass die Klinik direkt am Chiemsee liegt, der von den Alpen eingerahmt wird, war für mich noch ein weiterer Anreiz. Doch kurioserweise war es ausgerechnet diese tolle Lage, die mich in den ersten Tagen meines Klinikaufenthaltes trübsinnig werden ließ. Alles war so beeindruckend und wunderschön, und ich stand vor dieser Traumkulisse und empfand: nichts. Meine Augen entdeckten die Schönheiten der Natur, aber ich fühlte die Schönheit nicht in mir. So verbrachte ich die ersten Tage eher isoliert von den anderen in meinem mir noch immer sehr fremden Zimmer.

Das wirklich Gute an einer solchen Klinik ist, dass der Patient hier ganzheitlich behandelt wird. Das bedeutet, ein kompletter Rückzug in die Isolation ist gar nicht möglich, da die Tage, wie einst in der Schule, ganz klar durchstrukturiert sind. Das beginnt mit dem Frühstück um 7 Uhr, wird um 11:45 Uhr vom Mittagessen unterbrochen und findet um 17:45 Uhr mit dem Abend-Buffet seinen Abschluss. Das Essen ist abwechslungsreich, lecker und vielfältig – für gute Verpflegung ist also gesorgt.

In den ersten Tagen nach dem Einzug werden von jedem die Laborwerte genommen und anschließend gemeinsam ausgewertet. Auch ein EKG wird durchgeführt, sodass die Ernährung und die körperliche Betätigung darauf abgestimmt werden können. Sauna, Schwimmbad, Massagen, Krankengymnastik, vielfältige Sportmöglichkeiten, diverse Tanz-, Kultur- und Kunstbetätigungsmöglichkeiten – das alles steht den Patienten nach Absprache zur Verfügung.

Wann hatte sich eigentlich das letzte Mal jemand so intensiv und verantwortungsvoll um mich gekümmert? Ich glaube, das ist schon ein ganzes Weilchen her, und ich muss gestehen, das ist einfach ein wunderbares Gefühl. Auch nimmt jeder nicht nur mich, sondern auch mein Leiden hundertprozentig ernst, und man tut wirklich alles dafür, dass es mir bald wieder bessergeht.

Natürlich war ich von meinem zu Hause, meinem gewohnten Umfeld und von meinen Lieben getrennt. Und natürlich musste ich mich erst an die neue Situation gewöhnen, was gerade für Zwangs- und Angstpatienten eine Herausforderung darstellt, aber was ich im Gegenzug dafür bekam, war diese Beschwerlichkeit in jedem Fall wert. Zudem sind es auch häufig Zustände und Faktoren im gewohnten Umfeld daheim, die das Leiden mit bedingen. In der Klinik gibt es engagierte soziale Berater, die einem für das Leben außerhalb der Klinik wertvolle Hinweise und aktive Hilfestellung geben, was gerade für den Wiedereinstieg in das Leben nach der Klinik eine große Hilfe sein kann.

Gerade bei der Behandlung von Zwängen und Ängsten ist es unabdingbar, dass intensiv, zusammenhängend und regelmäßig therapiert wird. Die Kombination von kognitiver Verhaltenstherapie mit Konfrontationstherapie, auch Exposition mit Reaktionsverhinderung genannt (Kombination aus Gesprächstherapie mit Verhaltensanalyse und der Konfrontation des Patienten mit der individuellen Angst in einer Alltagssituation, ohne anschließend die Zwangshandlung auszuführen), erfordert die dauernde Anwesenheit und Ansprechbarkeit des Betroffenen. Gerade auch hinsichtlich der verantwortungsvollen therapeutischen Nachbetreuung, da die Expositionsübung für den Patienten oft sehr aufwühlend ist. Ergänzender Unterricht in Achtsamkeit, Meditationstechniken und Entspannungsübungen sowie ein geregelter Tagesablauf und gesunde Ernährung komplettieren die ganzheitliche Therapie. Diesen Umfang an psychologischer und psychosomatischer Betreuung kann aus nachvollziehbaren Gründen nur ein Klinikum bieten. Obwohl die ersten Tage der Eingewöhnung tatsächlich nicht ganz einfach waren, ist es mir dann irgendwann doch noch gelungen, in meiner Gruppe C5 guten Anschluss zu finden und endlich auch mal wieder Freundschaften zu knüpfen.

Und so oft ich auch behauptet hatte, ich sei wohl eher ein Typ Mensch, der gern alleine lebt, fühlte sich das so richtig gut an.

Planungsbeispiel für einen Wochenanfang meiner Klinik:

Termine für Montag:

8:30 Uhr – 9:45 Uhr / Biofeedback (Körperreaktionen lesen, verstehen und dementsprechend handeln lernen)

10:00 Uhr – 11:55 Uhr / Achtsamkeit bei Depressionen, Angst und Stress

13:30 Uhr – 15:10 Uhr / Exposition/ Einzeltherapie

15:30 Uhr – 15:55 Uhr / Massage/Fango

16:15 Uhr – 16:30 Uhr / Chefarzt / Visite

Termine für Dienstag:

9:00 Uhr – 9:50 Uhr / Walking bei psychischen Erkrankungen/ BWT

11:00 Uhr – 11:55 Uhr / Allgemeine Gruppentherapie

13:15 Uhr – 14:55 Uhr / Gestaltung

15:15 Uhr – 16:55 Uhr / Zwangsbewältigung / Gruppe

17:30 Uhr – 17:40 Uhr / Massage / Wasserliege

Der tägliche Umgang mit den Mitpatienten wurde für mich von Tag zu Tag immer mehr zum Gewinn, da man nicht nur seine soziale Kompetenz prüfen kann, sondern auch tröstliche Gemeinsamkeiten entdeckt und in vielen Fällen überraschend gleiche Verhaltensmuster der unterschiedlichen Zwänge erkennt. Dadurch fühlt man sich nicht nur verstanden und getröstet, sondern wird zusätzlich in die Lage versetzt, selbständig grundlegende Behandlungsansätze nachzuvollziehen.

Jeder Patient ist einem Bezugstherapeuten zugeteilt, der mit ihm eng und vertraut zusammenarbeitet, denn gegenseitiges Vertrauen und gegenseitiger Respekt stellen eine wichtige Grundvoraussetzung für den Erfolg der Behandlung dar. Auch absolute Ehrlichkeit seitens des Betroffenen ist unbedingte Grundlage des Behandlungserfolges, denn schließlich liefern wir dem Therapeuten das Material, mit dem gearbeitet werden kann. Beides bereitete mir keinerlei Schwierigkeiten, denn mein Bezugstherapeut, Dr. Stefan Koch, war und ist einfach großartig. Überhaupt bin ich begeistert und beeindruckt von den Mitarbeitern der Klinik, mit denen ich in Kontakt gekommen bin. Und das passiert mir nicht so schnell im Alltag, denn da bin ich recht schwierig. Ich brauche ein Gegenüber mit menschlicher und fachlicher Kompetenz, das ich absolut respektiere und trotzdem gern mag. Ansonsten bin ich schnell misstrauisch und stelle die Person und deren Rat infrage. In der Schön Klinik Roseneck in Prien am Chiemsee ist der Beruf noch echte Berufung. Bald fühlte ich mich hier pudelwohl. Meine Kleidung räumte ich ordentlich in den Schrank und schlief behaglich im Bett.

17. Kapitel

AUGE IN AUGE MIT DEM ZWANG

Oder: Expositionstherapie und kognitive Therapie als unschlagbares Team

Blicke ich auf meine Therapie-Biografie zurück und blättere parallel in der Fachliteratur, fällt mir mal wieder auf, wie sehr mein Lebenslauf und damit verbunden der Entwicklungsverlauf meiner Zwänge den statistischen Erhebungen der Wissenschaft entspricht. Durchschnittlich lebt der vom Zwang Betroffene an die zehn Jahre unbehandelt und versucht, irgendwie allein damit klarzukommen, obwohl gilt: Je früher man den Zwang behandelt, desto besser sind die Heilungschancen.

Der Betroffene schämt sich für seine psychische Störung und versucht, sie mit großem Aufwand und unter erheblicher Anstrengung so gut wie möglich zu verbergen und irgendwie trotzdem seinen Alltag zu meistern. Genauso ist es mir ergangen. Meine ersten Störungen traten fast zeitgleich mit der Wende auf, also bereits so um das Jahr 1990. Ich bekam schreckliche Angst vor den neuen Lebensmitteln und befürchtete, jemand hätte diese vergiftet oder so, und auch der Fußboden entwickelte sich immer mehr zum Schreckgespenst und zur verbotenen Zone. Dann schlichen sich Schritt für Schritt der Kontrollzwang und die Angst vor Kontamination in schrecklicher Begleitung des Waschzwanges in mein Leben.

Aus dem Teufelskreis des Zwanges kann sich der Betroffene nicht selber befreien. Schlussendlich habe ich es meinen hypochondrischen Störungen zu verdanken, dass ich nach circa zehn Jahren zum ersten Mal professionelle Hilfe in Anspruch nahm. Denn es war letzten Endes der Arzt meines Vertrauens, der mich vierteljährlich wegen Todesängsten untersuchen musste, der mir riet, mich in die helfenden Hände eines Tiefenpsychologen zu begeben. Dieser therapierte mich zwei Jahre in tiefenpsychologischer Gesprächstherapie. Hierbei wurde mein aktuelles Leben und meine aktuelle Persönlichkeit auf den Prüfstand gestellt. Die Suche nach meinem wahren »Ich« war dabei gar nicht so einfach, denn ich hatte gelernt, mir in den Jahren meines Leidens gut funktionierende Mauern und Kulissen zu bauen.

Im Anschluss an diese zweijährige Therapie versuchte ich es mal wieder allein. Ich schaffte es, mein Leben authentischer zu gestalten und mehr auf meine wahren Bedürfnisse als auf die oberflächliche Scheinwelt einzugehen. Ich arbeitete zum damaligen Zeitpunkt als Maklerin in Leipzig. Allerdings hatte das wenig Einfluss auf meine Zwänge, die einfach mutierten und sich im Zuge meiner Veränderung anpassten. So bekam ich immer mehr Angst davor, meine nun schönere, bessere Welt zu kontaminieren oder sonst irgendwie in Gefahr zu bringen. Anschließend versuchte ich, mal wieder allein klarzukommen. Und wieder war es nach circa zweijährigem Alleingang eine Ärztin, die mich dieses Mal zu einem Psychiater überwies. Ich hatte nämlich meine Frauenärztin gefragt, ob es denn nicht möglich wäre, mich irgendwie so zu untersuchen, dass ich meinen Slip anbehalten konnte, da ich auf dem Weg zu ihr eine undichte Stelle in meinen Gummistiefeln vermutet hatte.

Nun denn, der Psychiater verschrieb mir zunächst schleunigst Psychopharmaka und wunderte sich, wie ich bei dem Schweregrad meiner psychischen Störung das Leben bis hierhin ohne professionelle Hilfe hatte meistern können. Ich bin kein Freund von Medikamenten, und wenn ich Kopfschmerzen habe, dann mache ich lieber einen Spaziergang, als irgendwelche Chemie zu schlucken. Doch wenn man am Ertrinken ist, greift man einfach nach jedem Strohhalm. Und ich muss sagen, so sehr sich hier die Geister scheiden – mir hat es geholfen, und das tut es noch immer.

Auch nach dieser Behandlung versuchte ich es wieder einmal ohne Hilfe, das heißt, nicht ganz ohne, denn ich probierte es mit Heilpraktikern und Hypnose, was mir in einigen Fällen kurzfristig die Last minimal leichter machte, längerfristig allerdings nicht die erhoffte Linderung brachte.

Durch einen Zufall lernte ich dann den Therapeuten kennen, bei dem ich eigentlich bis fast zum Dschungel in Behandlung blieb. Obwohl es mir durch die Arbeit mit ihm echt besser ging und ich auch viel besser mit den depressiven Verstimmungen umgehen konnte, blieben die Zwangshandlungen hartnäckig und ließen sich zum Großteil nicht abschütteln. Nachdem *stern TV* auf mein Leiden aufmerksam geworden war und darüber berichtet hatte, schrieb ich mein erstes Buch »Ich tick nicht richtig«, wurde damit zu Bettina Böttingers Sendung *Kölner Treff* eingeladen. Dort im Publikum saß zufällig ein Mitglied des Vorstandes der Deutschen Gesellschaft für Zwangserkrankungen, das mich nach der Sendung ansprach und mit mir in Kontakt blieb. Der Mann empfahl mir die Schön Klinik Roseneck in Prien unter der Leitung von Professor Voderholzer. Zudem erklärte er sich auch bereit, im Sinne des gemeinsamen Einsatzes gegen das Unwissen und die Tabuisierung von Zwangsstörungen, mit mir im folgenden Beitrag im *stern TV*-Studio aufzutreten. Da er zum vereinbarten Termin verhindert war, stellte er mir als vertretenden Ersatz den Kontakt zu Professor Voderholzer als Leiter der Schön Klinik in Prien am Chiemsee her. Gemeinsam absolvierten wir den Auftritt bei *stern TV* und er bot mir seine Hilfe an.

Ich schätze Professor Voderholzer sehr und bewundere ihn für seine mehrfach ausgezeichnete fachliche Leistung, sowie für sein enormes Engagement. Dabei ist er Mensch geblieben, und wenn wir ihn hier in Prien auf dem Klinikflur treffen, hat er die persönliche Krankengeschichte von fast allen im Kopf und für jeden ein Lächeln parat.

Ich bin der Überzeugung, dass ambulante Psychotherapie wirklich hilfreich sein kann, doch wenn man einen bestimmten Punkt erreicht hat, sollte man dringend eine Klinik aufsuchen. Hier wird ganzheitlich therapiert und man hat eine echte Chance, tatsächlich gesund zu werden.

Die effektivste Therapieform bei Zwangsstörungen ist die kognitive Verhaltenstherapie unter direktem Einbezug von Expositionsübungen mit Reaktionsverhinderung. Die Exposition wird auch als Konfrontationstherapie bezeichnet, da man hier mit seinen Ängsten konfrontiert wird, das heißt, man weicht nicht mehr aus, sondern steht sich wie im Duell Auge in Auge gegenüber. Parallel dazu empfehlen die Experten die Behandlung mit Serotonin-Wiederaufnahmehemmern (Medikation). Die Expositionsübung mit Reaktionsverhinderung (das heißt, man darf nach der Begegnung mit der Angst auslösenden Situation nicht seine Zwangshandlungen ausüben) kombiniert den

Zugang zu den Gedanken und Gefühlen des Betroffenen mit seinem aktiven Verhalten. In den ersten gemeinsamen Schritten in der Therapie wird über die Funktion der Zwänge im Leben des Betroffenen gesprochen. Viele Leidende sind sich hier vor dem Gespräch ganz sicher, dass der Zwang ohne Funktion und nur eine quälende Last sei. Die Erkenntnis, dass der individuelle Zwang in vielen Fällen auch die Funktion der Gefühlsüberdeckung und sogar eine gewisse bizarre Beschützer-Rolle, Versteck oder Fluchtmöglichkeit sein kann, ist dabei für viele überraschend.«

Zeitgleich ist es wichtig zu lernen, Gedanken, Gefühle und Körperreaktionen zu unterscheiden, um den Ablauf und damit das Prozessmodell der Zwangsstörung bestmöglich zu verstehen. So geht es zu Beginn der Therapie vordergründig um das Erkennen der wiederkehrenden Abläufe des Zwanges und um das Entdecken seiner Facetten.

Man wird in die Lage versetzt, seine Störung selbst analysieren zu können und erkennt deren Gesetzmäßigkeiten. Dieses Wissen schafft die nötige Distanz des Betroffenen zu seinem Zwang, sodass er sich nicht mehr mit diesem identifiziert, sondern sich als beobachtender Betrachter neben die Zwangsstörung stellen kann. Dadurch erhält er die Möglichkeit, dem Zwang nicht als Opfer willig zu folgen, sondern erkennend vernünftig zu handeln. Nicht der Zwang trifft die Entscheidung, sondern Du.

Hilfreich ist für diese Therapieform die gemeinsame Erarbeitung des Prozessmodells des jeweiligen Zwanges durch den Therapeuten gemeinsam mit dem Betroffenen. Die aus diesem Prozess gewonnen Informationen liefern hierbei beiden Seiten ein umfassendes Bild des individuellen Zwanges.

So ein Prozessmodell hat folgende Gliederung:

PROZESSMODELL DER ZWÄNGE

Auslösendes Ereignis
(Situation von außen, einschießender Gedanke)
zum Beispiel: *Fleck auf Sessel im Restaurant*

Gedanke
(aufdringlicher oder zwanghafter Gedanke)
zum Beispiel: *Wenn ich da drauf saß, muss ich sterben. Ich bin kontaminiert.*

Bewertung
(Bewertung des Gedankens als real, katastrophal, zwingend)

Unerwünschte Gefühle
(Angst, Ekel, Scham, Schuld, Panik, Druck)

Ausübung des gegensteuernden Zwangsrituals
(Zwangshandlung oder neutralisierender, beruhigender Gedanke)
zum Beispiel: *Hose wechseln und wegwerfen, Ausübung von Waschritualen*

Emotionale Erleichterung / kurzfristig
(Zwangshandlung mit Ausschüttung des Belohnungsstoffes Dopamin bringt kurzfristig Erleichterung)
zum Beispiel: *Geschafft – die Gefahr ist gebannt!*

Langfristig allerdings folgen auf die wieder einmal ausgeführten Zwangshandlungen Gefühle wie Verzweiflung, Hoffnungslosigkeit, Entmutigung und das Gefühl, versagt zu haben, die den Betroffenen wiederum depressiv machen. Trotzdem wird auf lange Sicht ebenfalls durch die kurzfristige Erleichterung und das kurzfristige Nachlassen der unerwünschten Gefühle nach Ausübung der Zwangshandlung der Patient in seiner fehlerhaften Überzeugung gestärkt, dass dieses ritualisierte Zwangshandeln unbedingt auch beim nächsten Mal erforderlich und der richtige Weg aus der Katastrophe ist.

Je öfter man eine Zwangshandlung ausführt, desto mehr festigt sich das Handlungsmuster und die Wahrnehmung einer falschen Realität. Dabei spielen sich alle gegenseitig die Karten in die Hand. Sogar unser Körper reagiert auf die falsche Botschaft – diese Situation muss ja gefährlich sein – da der Gedanke eine solche Intensität hat, und reagiert wie in einer wirklich gefährlichen Situation. Der Puls erhöht sich, das Herz rast, der Blick fokussiert sich auf die Gefahrensituation, alles Überflüssige im Umfeld wird ausgeblendet. Wir sind bereit zu kämpfen, uns zu wehren und zu beschützen. Und wieder einmal glaubt der Kopf dem Körper, also wenn der solche Signale gibt, dann muss das eine ganz gefährliche Sache sein. Das nennt man emotionale Beweisführung. Wir sind im Zwangsgefängnis und bewegen uns im Teufelskreis von fehlgeleiteten Gefühlen, Gedanken und Körperreaktionen. Der Zwang verstärkt, erhält und schützt sich dadurch selbst. Je besser der Betroffene diesen Teufelskreis erkennt und bei sich selbst entlarvt, desto besser kann er selber eingreifen und den Kreislauf unterbrechen.

Nach ungefähr zwei bis drei Wochen Klinikaufenthalt wird mit der Konfrontationstherapie begonnen. In der Zeit davor hat sich das Vertrauensverhältnis zwischen dem Betroffenen und seinem Therapeuten stabilisiert. Das Fundament für die Exposition ist gelegt. Im ersten Schritt wird gemeinsam eine Hierarchie der Angst auslösenden Situationen für den Einzelnen erarbeitet. Der Einstieg sollte mit einer eher mittelgradig schwierigen Situation gemacht werden, ohne dass der Betroffene im Anschluss seine gewohnten Zwangsrituale durchführen kann. So kann er erfahren, dass trotz des Unterlassens der Rituale seine schlimmsten Zwangsbefürchtungen nicht wahr werden. Diese Erfahrung muss trainiert werden, denn genauso, wie man einen Zwang antrainieren kann, kann man ihn auch wieder abtrainieren. Die schlechten Gedanken können zwar nicht gelöscht, aber durch gute Erfahrungen überschrieben werden. Diesen Prozess nennt die Fachwelt »Habituation«, also »Gewöhnung«. Der Betroffene kommt immer mehr zu der Überzeugung: »Nein! Obwohl es sich so anfühlt, ist es nicht die Realität. Sie trainieren, dem immensen Drang zu widerstehen, das gewohnte Zwangsritual auszuüben. Dabei lernen sie zu unterscheiden, was Wirklichkeit und was die bizarre Zwangsrealität ist.

Sobald der Widerstand gelernt, also antrainiert ist, verändert sich das Gehirn, genauer gesagt der vordere Bereich des Großhirns, der die Botschaften sendet, und der Großhirnkern, der sie filtert. Sie verändern ihre chemische Funktion. Die Filterprozesse funktionieren mit der Zeit wieder richtig, und die Symptome werden von Mal zu Mal besser. Der Betroffene lernt, sein internes Verständnis über seine vom Gehirn gesteuerten Gedanken richtig zu analysieren und ist in der Lage, die tatsächliche Bedeutung seiner Gedanken neu zu interpretieren. So erkennt er eine übertriebene oder falsche Botschaft wie ein Detektiv, verändert daraufhin sein Verhalten und damit die Chemie seines Hirns. Dieses führt zum optimalen Behandlungserfolg.

Das Vertrauensverhältnis zwischen Patienten und Therapeuten ist dabei deshalb so wichtig, weil sich die Aufgaben in der Exposition für uns als Betroffene so anfühlen, als würde ein netter kluger Mensch aus dem Bekanntenkreis sich vor uns stellen und von uns verlangen, einen glühenden Eisenstab frisch aus dem Schmiedefeuer mit bloßer Hand zu umfassen. Du bist überzeugt davon, dass du dich verbrennen wirst und du fühlst auch die Hitze bereits. Panik steigt in dir auf, er aber steht da, lächelt und behauptet, es wird dir nichts passieren. Da ist kein gähnender Abgrund, und auch das Arsen im Pudding vergiftet dich nicht. Die Realität sieht anders aus, und nur du kannst den ersten Schritt machen, um frei zu werden. Wie im Märchen, wo der böse Dschinn dem Prinzen einen Abgrund vorgaukelt, und sobald der Prinz mutig den Schritt in die vermeintliche Gefahr wagt, verschwindet die bizarre Illusion. Wir müssen dem Therapeuten vertrauen und der Wissenschaft glauben.

18. Kapitel

DIE ACHTSAMKEIT

Oder: Leben im Hier und Jetzt

»Unsere Verabredung mit dem Leben findet im gegenwärtigen Augenblick statt.«

Thich Nhat Hanh

Gehen wir der Bedeutung der Formulierung »achtsam sein« auf den Grund, so können wir es wohl wie folgt definieren: Achtsam sein bedeutet, situative innere und äußere Vorgänge mit ungeteilter, entspannter Aufmerksamkeit zu beobachten und hierbei das »komplette Bild« aufzunehmen. Dabei sind wir konzentriert und haben unsere Sinne geschärft. Eine sehr schöne Formulierung ist auch »Mit Leib und Seele ganz bei Sinnen« sein.

Fast jedem ist der Spruch, der eigentlich ein Gebet ist, bekannt: »Gib mir die Kraft, das zu ändern, was ich ändern kann, die Gelassenheit, hinzunehmen, was ich nicht ändern kann, und die Weisheit, das eine vom anderen zu unterscheiden«, das in Bezug auf den Zustand der Achtsamkeit, die innere Einstellung, die Geisteshaltung erklärt, die wir im Moment des Achtsamseins im Optimalfall einnehmen sollten. Achtsamkeit ist heute zu einem weit verbreiteten Begriff geworden, ähnlich wie die

Begriffe »Entschleunigung« oder »Selbstfindung«. All diese Begrifflichkeiten weisen auf eine dringende gesellschaftliche Misere hin, in der sich die meisten von uns befinden, denn viele von uns hetzen wie Gejagte durch ihren Alltag oder sind im Gegenzug dem Leben gegenüber irgendwie abgestumpft.

Dabei haben wir den Begriff der Achtsamkeit ganz und gar nicht erfunden. Bereits die Zen-Philosophen im alten China, bereits im 6. Jahrhundert unserer Zeitrechnung, entwickelten die Achtsamkeit zum zentralen Mittelpunkt ihrer Studien und Meditation. »Zen« heißt, im Augenblick zu leben, ohne diesen zu beurteilen, den Geist zu beruhigen, konzentriert und kreativ zu handeln, nichts erreichen zu wollen und unabhängig von allem zu sein. Großartiger Gedanke, der sich allerdings im Alltag eines Erwachsenen im 21. Jahrhundert nicht hundertprozentig umsetzen lässt. Es sei denn natürlich, man ist Bewohner eines buddhistischen Klosters.

Deshalb ist es für mich wichtig, in das Thema Achtsamkeit nicht auf einer Meditationswolke schwebend und »Ommmmmmm« brummend einzusteigen, sondern dieses auf seine Anwendung in Bezug auf das Thema Hilfe bei Zwangsstörung und Alltagstauglichkeit zu checken.

Ich weiß noch, wie ich damals zu Beginn meiner Therapie in der Schön Klinik auf meinem Wochenplan die Therapieform »Achtsamkeit bei Stress, Angst und Depressionen« fand. Als ich dann noch die Begriffe Meditation und Yoga dazu mischte, war ich zunächst eher abgeneigt und voller Vorurteile. *Pah, was soll das denn!? Ich bin nicht wegen irgendwelchen Hippie-Übungen hier! Ich als Ost-Kind und ehemaliges Mitglied des gelebten sozialistischen Realismus soll mich auf solch konterrevolutionäres, westliches Gedankengut einlassen?*

Wie haben wir uns im Osten immer über die westdeutschen Vertreter lustig gemacht, die behaupteten, dass sie sich, da sie sich verloren hatten, auf die Suche nach sich selbst machen sollten. Sollen sie mal im Kühlschrank nachgucken. Oder im Spiegel, da haste dich dann gefunden, du dumme Nuss. Ja, wo um alles in der Welt haben die sich denn bitte verloren?

Wenn man so will und wenn ich gerade so nachdenke, brauchten wir im Osten das auch nicht so unbedingt, die Vergangenheit war klar und auch bei jedem irgendwie ähnlich, und über die Zukunft mussten wir uns keine großen Sorgen machen. Jeder hatte irgendwie Arbeit, war irgendwie abgesichert und hatte irgendwie dasselbe. Ja, ja, ja, dass das ein Fehlschluss, eine Illusion, ein Trugbild war, wissen wir heute. Aber damals war in meiner Altersgruppe irgendwie alles weitestgehend paletti. Keine Luxusgüter, kein Überfluss, keine Reizüberflutung, kein Druck; zumindest für die Kindheit und Jugend war das ein gutes Lebensgefühl. Und nun bin ich selber in genau diesem Zustand gelandet, und wenn ich in den Spiegel schaue, sehe ich mich oft nicht. Ich habe mich verirrt und verloren.

Als dann nach der Wende die Krishna-Jünger – in Orange gewandet und noch nicht einmal aus Asien kommend – über die Boulevards unserer Innenstätte wandelten und »Ommmm« brummten, wussten wir, um ein ehrliches Wort gelassen auszusprechen, rein gar nichts damit anzufangen und verbarrikadierten uns auch irgendwie innerlich. Also ich und meine Angehörigen jedenfalls, denn ich kann ja nicht für alle sprechen. Somit baute ich erst einmal meine ehemalige kleine Ost-Blockade wieder in mir auf, als ich das erste Seminar besuchte. Auch noch früh um acht, wo ich eigentlich als bekennender Morgenmuffel und nach dem ersten Blick in den Spiegel nicht mit den

Sinnfragen des Lebens belästigt werden möchte. Nun denn, auf den ersten Blick war tatsächlich alles so, dass ich in meiner Voreingenommenheit absolut bestätigt wurde. Ein netter, heller Raum fast komplett mit Yoga-Matten, Knie-Bänkchen und Sitzkissen ausgestattet. Einige anwesende Patienten hatten sich bunte Tücher um die Birne gewickelt, ihre unteren Gliedmaßen waren, vom jahrelangen Auf-der-Couch-Rumliegen zwar etwas ungeübt und steif, erstaunlich erfolgreich in den Froschschneidersitz gebügelt, und warteten mit abgespreizten Händen auf Erleuchtung. Eine Klangschale mit Holz-Pömpel kennzeichnete die Matte am Fenster als die des geistigen Führers, sprich Gurus. Dieser sah allerdings überraschend menschlich und sympathisch aus und hörte auf den Namen Doktor Michael Metzner (um ihn jetzt auch einmal offiziell vorzustellen). Offen und freundlich lächelte er die Runde an, und schon verschwanden immerhin fünf Prozent meiner inneren Abwehrhaltung.

Da ich mich jetzt nicht mehr exakt an seine Worte erinnern kann, mache ich es mir an dieser Stelle einfach und zitiere aus seinem Buch *Achtsamkeit und Humor*. Na ja, zumindest sinngemäß. Zu Anfang gestand er, weder Experte, Zen-Meister, Meditationsguru oder sonst wie ausgewiesener oder zertifizierter »Fachmann für Achtsamkeit und Humor« (nach DIN EN ISO 9001:2008) mit dem schwarzen Gürtel in Bewusstseinskunde, sondern irgendein klinisch arbeitender Psychologe und Psychotherapeut zu sein, der sich sehr für das Thema »Achtsamkeit« interessiert und immer wieder aufs Neue bemüht ist, Achtsamkeit und Humor in sein Leben zu bringen. Was ihn sowohl an Experten auf unterschiedlichsten Gebieten der Wissenschaft als auch an Meditierenden immer wieder etwas verschreckt hatte, war ihr extremer Ernst, was zur Folge hat, dass diese Menschen sich oft zu wichtig nehmen. Daher erscheint Doktor Metzner bei der Beschäftigung mit Meditation und ihren spirituell-religiösen Hintergründen eines besonders wichtig: Humor. Ohne Sinn für Humor und eine Spur Selbstironie laufe man schnell Gefahr, durch eine solch »extrem spirituelle Betätigung« derart große Engelsflügel zu bekommen, dass man am Ende durch keine Tür mehr passt! So drückte er es zumindest aus.

Es ist mir ein inneres Bedürfnis, an dieser Stelle anzumerken, dass Doktor Metzner dazu neigt, etwas zu bescheiden aufzutreten, denn er befasst sich mit der Thematik seit seinem fünften Lebensjahr, und seinen Doktortitel hat er auch nicht auf dem Basar erworben. Das alles macht ihn noch glaubwürdiger. Ich habe ihn sehr schätzen gelernt.

Die wöchentliche Unterweisung in »Achtsamkeit bei Depressionen, Angst und Stress« hat wesentlich zur deutlichen Verbesserung meines Gesundheitszustandes beigetragen. Gerade für so einen quirligen und unkonzentrierten Menschen wie mich, der den Kopf neben allen Zwangsgedanken sowieso schon voll mit tausend Albernheiten und Fantasien hat, ist es ganz, ganz wichtig, nicht an dem Gedanken- und Gefühls-Wirrwarr zu ersticken, sondern den Blick achtsam in mein Inneres richten zu können. Die Wachheit in sich zu finden, achtsam die Gedanken und Gefühle zu erkennen und zu unterscheiden, und die darauffolgenden Reaktionen des Körpers zu bemerken und bewusst zu erleben.

Als kleines Kind lebt man automatisch achtsam, da man viele Dinge zum ersten Mal erlebt, spürt, schmeckt und fühlt. Kinder nehmen somit ihre Umwelt extrem sinnesgebunden war, deshalb ist ihre Welt auch noch voller Wunder, farbenreich und bunt.

Die durchschnittliche Welt, in der wir leben, ist sehr abstrakt geworden, gleichzeitig aber auch sehr begrifflich und sprachgebunden aufgebaut. Jedes Ding hat seinen Namen und impliziert eine Bedeutung und eine Wertigkeit. Für uns Erwachsene ist alles etwas grauer, und auch die Zeit scheint immer mehr und immer schneller zu schrumpfen, weil wir dem Irrtum unterliegen, nicht mehr so viel Neues zu erleben. Wir sind mit unseren Gedanken überall, wägen und bewerten Vergangenes, planen und konstruieren Zukünftiges. Wir sind überall, aber nur ganz selten »Hier«. Dabei sind wir vielen Dingen gegenüber einfach schon abgestumpft, wollen immer mehr und mehr erleben, sind mit immer weniger zufrieden und vergessen dabei die kleinen Dinge - sogar das Allerkleinste, den Augenblick. Dabei ordnen wir alles ein in bekannte Schemata. Das ist zwar ökonomisch, aber irgendwie sehr traurig. Denn wir rauben uns dabei selbst einen Großteil einer sich ständig erneuernden Erlebniswelt. Wie einzigartig ist zum Beispiel der erste Kuss, und wie schal kann sich dieser Kuss mit derselben Person nach 15 Jahren Beziehung anfühlen. In diesem Moment wissen wir einfach schon zu viel über den Kuss, über den anderen und über gemeinsame Probleme. Das Erfolgsrezept für eine gute Partnerschaft kann es demnach sein, dass man die Bereitschaft in sich bewahrt, den anderen immer wieder mit neuen Augen sehen zu können, und ihm damit die faire Chance einzuräumen, auch aus seinem eingefahrenen Verhaltensmuster ausbrechen zu können.

Mit diesem achtsamen Verhalten können wir in jeden Bereich unseres Alltages wieder etwas Farbe und sinnliches Erleben bringen. Wir sollten achtsam mit uns und den Dingen um uns herum umgehen. Sogar mich bringen diese Übungen dazu, wieder wohltuend im Augenblick zu landen, und ich genieße diesen

Freiraum von Tag zu Tag mehr. So ist es mir jetzt möglich, mich auf wichtige Sachen zu konzentrieren und bewusst und achtsam zu handeln. Auch und vor allem bei meinem Zwang kann ich die Achtsamkeit daher sehr gut einsetzen, denn sie hilft mir dabei, die Dinge so zu sehen, wie sie wirklich sind. Durch sie kann ich in einem Panikmoment wieder klarsehen, meine Wahrnehmung korrigieren und mein Handeln selbst entscheiden, das zuvor der Zwang bestimmt hat. Ich verlasse den Zwangsplaneten durch ihre Hilfe immer mehr in Richtung Erde. Hierbei ist es wichtig, dass Achtsamkeit am Anfang täglich formal geübt wird. Eine halbe Stunde am Tag sollte man dafür einräumen. Ich habe die Morgenstunden dafür ausgewählt, denn sonst schiebt man es am Tag nur auf. Früh hat man noch die nötige Seelenhaltung und kann in der Aufwachphase meditieren, den Bodyscan (Erspüren des Körpers) im Liegen ausführen oder aber Yoga üben.

Es hilft wirklich, und das sagt so ein Skeptiker wie ich. Wir sollen unseren Gedankenmuskel im Fitnessstudio der Meditation richtig trainieren, damit wir fest verwurzelt auf dem Boden stehen und uns so leicht nichts mehr umhaut (Meditation = Praxis der Bodenständigkeit).

Das Gegenwartsbewusstsein muss später dann nicht mehr extra trainiert werden, sondern sollte seinen Platz im Alltag ohne zusätzlichen Zeitaufwand finden. Zum Beispiel essen, ohne zu reden und an danach zu denken, beim Zähneputzen, beim Zum-Bäcker-Gehen, also immer den Moment erleben und optimalerweise auch genießen.

Es gibt da eine hübsche Geschichte aus dem Zen-Buddhismus, die ich an dieser Stelle nicht vergessen möchte zu erzählen.

Glücklichsein

Ein Mann wurde einmal gefragt, warum er trotz seiner vielen Beschäftigungen immer so glücklich sein könne.
Er sagte:
»Wenn ich stehe, dann stehe ich,
wenn ich gehe, dann gehe ich,
wenn ich sitze, dann sitze ich,
wenn ich esse, dann esse ich,
wenn ich liebe, dann liebe ich ...«
Da fielen ihm die Fragesteller ins Wort und sagten:
»Das tun wir auch, aber was machst Du darüber hinaus?«
Er sagte wiederum:
»Wenn ich stehe, dann stehe ich,
wenn ich gehe, dann gehe ich,
wenn ich ...«
Wieder sagten die Leute:
»Aber das tun wir doch auch!«
Er aber sagte zu ihnen:
»Nein -
wenn ihr sitzt, dann steht ihr schon,
wenn ihr steht, dann lauft ihr schon,
und wenn ihr lauft, dann seid ihr schon am Ziel.«

Natürlich müssen wir als Erwachsene auch für die nahe und ferne Zukunft planend handeln und auch aus der Vergangenheit lernen, aber eben nicht zu Lasten der Gegenwart. Wie oft schieben wir das Glück in die Zukunft durch Gedanken wie: Wenn ich mal viel Geld habe, wenn ich mal ganz schlank bin, eines Tages wird mich mein Traumpartner endlich glücklich machen und so weiter. So verstellen wir uns nicht nur den Blick auf das Gute der Gegenwart, sondern schieben auch unser Handeln zeitlich auf. Dabei können wir nur im Augenblick handeln, im Hier und Jetzt, kreativ und gern auch vorausschauend und somit unsere Gegenwart und Zukunft aktiv gestalten. Im »Hier« wird unsere Zukunft geboren.

19. Kapitel

ACHTSAMKEIT UND ZWANG

Oder: Wie die Achtsamkeit helfen kann

Menschen, die unter Zwängen leiden, verschmelzen, fusionieren sehr stark mit ihren Gedanken, tauchen quasi in diese ein und identifizieren sich mit diesen. So kann sich der lästige Gedanke bereits so anfühlen, als hätte man das Gedachte bereits getan. Einige Betroffene leiden zum Beispiel an der Zwangsvorstellung, sie könnten beim Autofahren versehentlich jemanden überfahren oder den Lieben etwas Schlimmes angetan haben.

Nur der Gedanke »Ich könnte es getan haben« fühlt sich bereits so an, als hätte ich es getan. Man nennt dieses Phänomen in der Psychotherapie »Gedanken-Handlungs-Verschmelzung«. Oder der Gedanke, an einem Gegenstand hafte unsichtbares Unheil (magisches Denken bei Kontaminationsangst), fühlt sich so echt an, als sei es wirklich extrem gefährlich, diesen Gegenstand zu berühren.

Aus diesem Grund musste ich immer wieder angstbelegte Dinge oder Kleidung wegwerfen, sodass manchmal ganze Wohnungsbereiche für mich zur Sperrzone wurden. Schwupps, sind wir wieder im Kino, wo ein perfekter Dolby-Surround-Klang und HD-Technik uns das Alienmonster so real abbildet, dass wir im Kino denken und fühlen, dass wir uns wirklich in Gefahr befinden. Wir verstecken uns hinter dem Sitz und fangen an zu zittern und zu schreien. Das ist ein gewollter Gruseleffekt, der uns im Kino recht ist, denn die Wahrheit ist ein Stück Stoff mit Lichtpunkten (Kinoleinwand, Filmprojektor und Licht) und von uns natürlich schnell durchschaut.

Das in unserem zwangsgeplagten Kopf allerdings ist ein ungewollter Horrorfilm mit äußerst unerwünschtem Gruseleffekt. Wer diesen Bluff in unserem Hirn durchschauen kann, so wie im Kino, wenn der Typ neben einem im Moment höchster Anspannung mit der Chipstüte raschelt und man für diesen kurzen Moment aus der Scheinrealität in die reale Welt zurückgeholt wird, dann ist das beklemmende Gefühl zwar noch nicht ganz weg, aber man kann innerlich ein bisschen auf Distanz gehen, hat etwas Spielraum, sodass man nicht von seinen Gefühlen kontrolliert wird (das Resultat wäre dann eine Zwangshandlung), sondern dass man seine Gefühle kontrollieren, sie bewusst in angebracht oder nutzlos unterscheiden und dadurch seine folgende Handlung vernünftig steuern kann.

So hilft uns die Achtsamkeit dabei, durch bewusstes, aktuell präsentes Wahrnehmen der zwanghaften, fehlerhaften und schlechten Gefühle, diese zuzulassen und als nicht real zu identifizieren, als fehlgeleitete Emotion eines irrealen Horrorfilms. Es ist nicht die Realität! Es ist nur ein Film, eine Projektion! Dabei ist es wichtig, auch die schlechten, fehlgeleiteten Gefühle zuzulassen, sie nicht zu bekämpfen oder zu versuchen, diese wegzudrängen, denn das schafft man nicht. Das ist, als würde jemand verlangen, sich keinen gelben Luftballon vorzustellen. Auf einmal schwebt einem der aufdringliche Kerl die ganze Zeit vor der Nase. Dort wo ich bereit bin, alles zu fühlen, zu begrüßen und zu erkennen, was die Situation bedingt, kann der Zwang mir nichts mehr vormachen und nichts mehr vorschreiben. Achtsamkeit basiert grundlegend auf folgenden Voraussetzungen:

- Wir verlieren uns nicht in Handlungen oder Tätigkeiten, sondern sind uns ihrer bewusst (Über-Bewusstheit).

- Wir sind nicht abgelenkt durch Grübeln, Zukunftssorgen, unnütze Gefühle oder durch andere Störungen (nicht abgelenkt sein).

- Beurteile oder bewerte nicht sofort das Wahrgenommene, auch wenn es dir bereits irgendwie bekannt vorkommt und dich zu Vorurteilen verleitet. Traue auch nicht jeder deiner Erfahrungen und sei neugierig auf neue Möglichkeiten. Das Ereignis wird lediglich achtsam registriert, ohne sofort Gedanken und Gefühle einfließen zu lassen (Neutralität).

- Sei dir bewusst, dass deine Art der Wahrnehmung, deine Perspektive auch falsch, eingeengt oder beschränkt sein kann, weil jedes Ding und jede Sache mehrere Blickwinkel zulässt (Perspektivenwechsel).

Da man in der Achtsamkeit möglichst nicht bewerten sollte, besteht ein großer Irrtum allerdings darin, dass man sich diese und andere Eigenschaft abgewöhnen müsse. Aber auch das wird nicht möglich sein, denn unser Verstand muss bewerten, analysieren und vergleichen, denn das ist nun mal seine Funktion. Unsere Aufgabe bei der Achtsamkeit besteht lediglich darin, dass wir als innerer Beobachter diese kognitiven Vorgänge bemerken und uns diese bewusst machen können. Damit schaffen wir uns wertvollen Handlungsspielraum, da wir ja im eigentlichen Sinn nur die beobachtende Instanz sind. Wir stellen also fest, dass unser Herz klopft, unser Magen verdaut und unser Verstand bewertet, analysiert und vergleicht. Alle Körperteile dienen ihren Funktionen, und genau das hält uns am Leben. Wir sind nicht unser Gehirn, unsere Gedanken, unser Verstand. Manche würden den inneren Beobachter vielleicht auch als »Ego«, »Ich«, »Bewusstsein« oder auch als die »Seele« bezeichnen.

Nicht unsere Gedanken dürfen uns kontrollieren, sondern wir unsere Gedanken.

Dann sind wir automatisch auch Herr unserer Gefühle und Herr unseres Zwanges.

20. Kapitel

AUSZUG AUS MEINEM KLINIKTAGEBUCH, ERSTER TEIL

Oder: Paradoxe Phänomene

Prien, 2017

Heute Morgen fühle ich mich nach den ersten beiden Expositionen in dieser Woche zum ersten Mal wieder annähernd wie ich. In den ersten Wochen wurden noch keine Expositionsübungen eingeplant, wofür ich dankbar war, denn so konnte ich erst einmal richtig hier landen. Diese Woche allerdings ging es dann an die Angst-Front. Der Gefühlstornado, der mich nach den ersten Expositionen mit Doktor Koch von Stimmung zu Stimmung peitschte, hat sich etwas gelegt und das Gedankenkarussell dreht sich inzwischen etwas langsamer. Trotzdem arbeitet es noch immer echt heftig in mir, denn alles ist irgendwie anders, als ich es mir vorgestellt hatte. Ich weiß nicht genau, was ich mir vorgestellt habe, aber nicht diese extreme Achterbahnfahrt der Emotionen. Es ist fast unglaublich, wie viel wir von uns nicht wissen und wie massiv und zugleich zerbrechlich dünn die Hülle ist, unter der wir all das im Unterbewusstsein vergraben haben.

Das ersehnte Gefühl von Freiheit will sich noch nicht so recht einstellen, sondern eine spürbare Verunsicherung macht sich breit. Meine innere Logik scheint falsch zu sein und fühlt sich doch irgendwie richtig an. Ich muss den Therapeuten vertrauen und einfach weiter üben. Sowohl Doktor Koch als auch Doktor Metzner bemühen sich seit Anfang der Woche mit viel Einfühlungsvermögen und sanfter Konsequenz, mich dem Fußboden näherzubringen. Heute startet die nächste Expositionsübung mit Doktor Koch, und ich bin mir sicher, wir exponieren weiter in Richtung Schuhe und Fußboden.

Allein bei dem Gedanken daran fängt mein Herz an zu rasen und mein Puls hämmert in meinem Hals. Am liebsten würde ich mich verstecken oder weglaufen. Oder ich lasse mir eine gute Ausrede einfallen, wie wäre es zum Beispiel mit »Mir geht es heute gar nicht gut«. Stimmt ja auch, denn mein Magen rebelliert schon wieder nach Leibeskräften. Daran merkt man wieder, dass der Magen das »zweite Gehirn« ist.

Hm, aber wer hat schlussendlich was davon, und vor allem, wie elend fühle ich mich nachher wieder in meinem Zimmer. Wie ein Doppel-Versager. Denn schließlich ist das ja hier meine Aufgabe – mich meinen Ängsten zu stellen. Außerdem betont Doktor Koch immer, dass wir nur das exponieren, wozu wir uns auch im Inneren bereit fühlen.

Okay, wir machen es am besten so: Ich schaue mir die Herausforderung erst einmal in bestmöglicher Ruhe an und entscheide dann …

Oh, jetzt klopft es schon. Ich schau schnell mal, wer da ist, und melde mich gleich wieder.

So, bin wieder da.

Vor der Tür stand Doktor Koch, und noch bevor ich mich fragen konnte, warum er hier ist und nicht wie sonst in seinem Sprechzimmer auf mich wartet, schlug er mir wohlwollend vor, hier und heute mit meinen Schuhen und dem Teppich im Flur zu exponieren. Mein Herz rutschte ins Höschen und trotzdem erklärte ich mich dazu bereit. Doktor Koch schlägt mir vor, mal meine Hausschuhe im Zimmer auszuziehen und dort quasi auf Socken umherzulaufen. Das klappt noch recht gut, da die Putzfrau heute schon da war und ich sowieso keinen mit Schuhen in mein Zimmer lasse. Auf die Frage, wie schwierig diese Übung in Prozent für mich sei, und wie hoch die Anspannung dabei ist, antworte ich mit 65 Prozent.

Jetzt öffnet Doktor Koch die Zimmertür und fragt mich allen Ernstes, was ich davon halte, auf Socken den Flurteppich zu betreten. Mein Puls rast bei der Vorstellung und meine Kehle schnürt sich zu. Ich soll freiwillig meinen Körper in Kontakt mit dem so gefürchteten, extrem kontaminierten Fußboden im Außenbereich bringen? **Dort laufen Straßenschuhe, die draußen durch Spucke, Kaugummis, Zigarettenkippen und sonstigen Zivilisationsmüll waten!**

Alles da draußen ist voller fremder Bakterien, Keime und sonstigem Übel. Wie soll ich meine Füße und Socken jemals wieder hygienisch rein bekommen? Socken kann man wegwerfen, aber was in aller Welt mache ich denn dann nur mit meinen Füßen? Abhacken? Seit über zwanzig Jahren scanne ich jeden Millimeter Erdboden im Außenbereich, damit ich all die »Todesfallen« umgehe und ja nicht in irgendetwas Suspektes hineintrete.

Hilflos und verzweifelt halte ich mich am Türrahmen fest, und bizarre Bilder in meinem Kopf steigern die Angst ins Unermessliche. Meine Anspannung liegt jetzt bei 94 Prozent und ich erstarre. Doch Doktor Koch ist an meiner Seite und lädt mich geduldig und freundlich und immer wieder vorsichtig dazu ein, den ersten Schritt zu wagen. Immer wieder fragt er nach meinen Gefühlen und Gedanken, wägt mit mir Wahrscheinlichkeiten etwaiger Befürchtungen ab, ohne mich dabei zu beruhigen. Es ist wichtig, die Angst zuzulassen und sie auszuleben. Sonst steht der Expositionserfolg auf dem Spiel. Nur wenn man die Angst und Panik wirklich spürt, kann man auch das Glücksgefühl danach erleben, wenn man es geschafft hat, die Zwangshandlung nicht auszuführen und trotzdem noch am Leben ist. Nur so kann man sich an normales Handeln gewöhnen und bei der nächsten Panikattacke darauf vertrauen. Nach etlichen missglückten Versuchen, den Flur zu betreten, wage ich dann doch tatsächlich den ersten Schritt auf den Flurteppich. Ein kleiner Schritt für die Menschheit, aber ein großer Schritt für Hanka. Kaum habe ich den Flurteppich betreten, kommt ein heftiges Gefühl von Ekel in mir auf. Mir wird in Sekundenschnelle dermaßen übel, dass ich fast befürchte, mich sofort übergeben zu müssen. Die Situation fühlt sich für mich dermaßen falsch an, dass ich mich auf ein Bein stelle, und am liebsten ganz schnell wieder in mein Zimmer flüchten will. Netterweise hat Doktor Koch meine Zimmertür in der Zwischenzeit leise geschlossen, sodass der Rückweg versperrt ist. Ich stehe hilflos auf einem Bein und der Boden unter mir fühlt sich an wie glühende Kohlen. Jeder Schritt ist ein kräftezehrender Akt, denn jedes Mal zieht mein Körper den Fuß instinktiv wieder zurück, als bestünde tatsächlich die Möglichkeit, sich real zu verbrennen oder in Säure zu treten.

So brauchen wir für circa acht Meter ungefähr eine halbe Stunde, denn immer wieder flüchte ich mich an den Rand oder in die Türrahmen anderer Patientenzimmer. Der mittlere Bereich des

Flurteppichs scheint dunkler und ist logischerweise mehr abgelaufen als die flankierenden Randbereiche. Demnach scheint mir der Rand doch noch sicherer, als der Mittelbereich. Wie die mehr als 20 Jahre davor, versuche ich instinktiv zu tricksen und zu vermeiden. Nun ist es aber das wirklich Fiese an der Exposition, dass man nichts unternehmen darf und sollte, was einen beruhigt oder die Angst verringert.

Auch Gedanken wie »Na ja, Doktor Koch setzt sich ja gerade auch der »Gefahr« aus, denn solidarisch steht auch er auf Socken neben mir, der will ja auch nicht sterben und für seine Familie weiter stark sein, das heißt, er wird ja nicht deinetwegen ein tödliches Risiko eingehen. Also kann die Situation in der normalen Welt gar nicht so schlimm sein« oder »Wenn ich wieder im Zimmer bin, werde ich meine Füße sofort in Desinfektionsmittel baden und die Socken wegwerfen« sind in dieser Situation nicht hilfreich.

All das darf man nicht denken, sondern die Angst als Gefühl akzeptieren und in ihrer Intensität auch zulassen. So laufe ich denn unter impulsiven Abwehrbewegungen und kleineren Panikattacken den Flur entlang. Doktor Koch begleitet mich Meter für Meter und lässt sich in regelmäßigen Abständen meinen seelischen und körperlichen Zustand beschreiben. Was fühlen Sie gerade? Wie fühlt es sich an? Wo sitzt die Angst im Körper? Was für Gedanken haben Sie gerade? Endlich sind wir fast am Ende des Flures angekommen und Doktor Koch scheint genug zu haben, denn er bittet mich darum stehenzubleiben. So, jetzt ist der sprichwörtliche Gang nach Canossa wohl endlich vorbei, nun aber fix ins sichere Zimmer flitzen und sich in die Zwangshandlungen retten. Doch Doktor Koch scheint der Sinn nach einer netten Plauderei im Flur zu stehen, und so lehnen wir uns an die Wand wie zwei Schüler beim heimlichen Rauchen auf dem Schulhof. Fast glaube ich, meinen Ohren nicht zu trauen, habe ich das richtig verstanden? Hat mir Doktor Koch gerade tatsächlich vorgeschlagen, mich hinzusetzten? Ist nun er gar des Wahnsinns fette Beute?

Mit ungläubigen Entsetzen und mit einer Fassungslosigkeit, als hätte er mir gerade offeriert, ohne Fallschirm, Netz und doppelten Boden vom Ulmer Münster zu hüpfen, starre ich ihn ungläubig an. Er schaut harmlos und gelassen zurück und wartet. Ich glaube, er ahnt bereits, dass ich zwar im ersten Moment »Das mache ich auf gar keinen Fall!« und »Kein Mensch auf der ganzen Welt würde so etwas tun!« kundtue, dann aber doch mein Ehrgeiz und mein Willen zum Erfolg siegen, und falls ich durchdrehe, ist er ja für mich da.

Auch das ist im Übrigen ein wichtiger Faktor für den Erfolg und die Durchführung einer gelungenen Exposition. Denn zu Hause hat man mindestens genauso viel Angst vor der Handlung, wie auch vor der Angst danach und vor den dann folgenden lästigen und extrem anstrengenden Zwangshandlungen, um die Panik danach in den Griff zu bekommen. Sollte man hier in der Klinik Panik bekommen, wird einem in jedem Fall geholfen. Das heißt, »die Angst vor der Angst« fällt schon mal zu großen Teilen weg.

Okay, dann heißt es jetzt also: Setzt euch! Und nach einigen Anläufen lande ich tatsächlich mit dem Allerwertesten auf dem Flurteppich. Das heißt, noch nicht ganz, denn noch immer schwebe ich knapp darüber. Da ich aber mein Bauchmuskeltraining sträflich vernachlässigt habe, versagen diese, und ich habe schlussendlich Bodenkontakt. Ich sitze nun also hier, auf diesem Vorhöllenbereich, vor dem ich mich seit Jahrzehnten verzweifelt zu schützen versucht habe. Auch unter Einsatz diverser Gummistiefel. Meine Körperöffnungen befinden sich fast ungeschützt im Krisengebiet, denn ich habe heute auf eine stramm sitzende Strumpfhose und meinen Sitzschutz (zusätzliche Jacke um die Hüfte gebunden) verzichtet. Außerdem ist meine Jeans am Knie modisch zerrissen, sodass nun nach meiner Zwangslogik alle Keime und alles Unheil in mich eindringen können. Wir sitzen uns also beide auf dem Boden gegenüber, und Doktor Koch fragt wiederholt, was in mir vorgeht, welche Gedanken kommen und wie ich mich fühle.

Zeit und Raum verschmelzen und ich fühle gar nichts. Wie ein Fremdkörper sitze ich deplatziert dort und versuche, in mich hineinzuhorchen. Unendliche Leere macht sich breit, und ich falle in bodenlose Tiefe. Doktor Koch höre ich aus weiter Ferne, wie ein verhallendes Echo, und ich bin ganz allein auf der Welt. Meine kleine Sonne im Kopf, die sonst fast immer scheint, erlischt und weicht einem schwarzen Meer der Trostlosigkeit. Ich bin erstarrt und habe große Angst. Was, wenn jetzt nichts mehr kommt, nichts mehr passiert? Habe ich keine wahren Gefühle mehr? Spiele ich mein ganzes Leben nur und bin innerlich bereits tot? Das Schwarze Meer nimmt immer mehr Raum in meinem Inneren ein, und ich bemerke erstaunt, dass mir in der Zwischenzeit ein Strom von Tränen lautlos die Wangen runter kullert.

Ich fühle mich winzig, schutzlos, ausgeliefert und hilflos, und mir wird eiskalt. Ich beginne zu zittern und klammere mich an der Wand fest. Am liebsten würde ich mich in einem Mauseloch verkriechen und dort für immer verstecken. Mein hübsch geschminktes Gesicht löst sich in Tränen auf und wie bei einem Kind läuft mir hemmungslos die Suppe aus dem Antlitz. Doktor Koch lässt mich wieder in mein Zimmer laufen, denn meine Mitpatienten kündigen sich durch fernes Stimmengewirr auf der Treppe an. Keiner darf mich so sehen und so verstecke ich mich in meinem Zimmer hinter dem Schrank und schluchze hemmungslos wie ein Tier. Ich kann weder die körperlichen Reaktionen wie Schütteln und Verkrampfen noch meine Stimme kontrollieren, sodass ich fremdartige Geräusche von mir gebe. So habe ich noch nie in meinem ganzen Leben geweint, und ich kann den Tränenstrom nicht stoppen. Nach einer gefühlten Ewigkeit, werde ich endlich ruhiger und mein Körper hört auf, in Intervallen durchgerüttelt zu werden. Doktor Koch gibt mir alle Zeit der Welt, und als er merkt, dass ich mich langsam beruhige, fragt er vorsichtig nach meinem aktuellen Befinden und Gefühlen.

Was passiert gerade, wie sieht es in Ihnen aus? Noch kann ich nicht antworten, komme aber schon mal aus meiner Ecke hervor. Hilflos lehne ich an der Wand und suche nach Worten. Ich bin wieder in der Realität gelandet, doch irgendetwas scheint sich verändert zu haben, das ich nicht richtig benennen kann. Meine Seele kehrt mit einem leisen Klick in meinen Körper zurück und passt irgendwie ein Stück besser als zuvor. Mit einer Stimme, die mir irgendwie fremd vorkommt, formuliere ich die Worte, die ich vorher noch nicht einmal gedacht hatte: »Die Kleine tut mir so leid! Was habe ich ihr nur angetan? All die vielen Jahre …«

21. Kapitel

ZU BESUCH IN DER VERGANGENHEIT

Oder: Mein Vati

Also, für Ende April ist es eindeutig zu kalt. Meine Mami steht in der Küche, hat ihre Kittelschürze an und ist dabei, einen leckeren Kuchen zu backen. Doch ich platze in ihr Vorhaben, denn ich will auf die Welt kommen. Mit Tatü-Tata wird meine Mami ins Merseburger Kreiskrankenhaus gebracht und betrachtet auf der schmerzhaften Fahrt dahin die Schneeflocken an der Scheibe des Krankenwagens. Einige Stunden später erblicke ich das Licht der Welt, bin kerngesund und dick und rund. Schwarze Haare, blaue Augen und meine Mutti denkt im ersten Moment: »Na so etwas, das ist ja noch einmal das gleiche Kind!«

Drei Jahre zuvor war meine Schwester Antje geboren worden und sah wohl irgendwie genauso aus, nur dass ich viel, viel dicker war. Somit war unsere kleine Familie komplett und wir lebten glücklich und zufrieden vor uns hin. Abends las Vati uns immer Märchen aus einem Märchenbuch mit englischen Märchen vor (natürlich auf Deutsch, denn so hochintelligent waren wir als Kleinkinder dann doch nicht) und wir Kinder warteten stets auf den Moment, in dem ihm die Augen zufielen und er mitten beim Vorlesen begann, leise zu schnarchen. Seine braunkarierten Pantoffel rutschten ihm von den Füßen und wir kuschelten uns an ihn und kicherten. Sowohl mein Vati als auch meine Mutti waren Lehrer, und wir haben viele schöne Dinge gemeinsam unternommen. Meine Mami war stets der Organisator und Planer, und Vati half bei der Umsetzung. Wir Kinder fühlten uns geborgen, warm und sicher. Eines Tages allerdings veränderte sich etwas bedrohlich.

Mein Vati Wolfram erkrankte an Krebs.

Ich war ungefähr sechs Jahre alt und bekam mit meiner Schwester Antje mit, dass die Erwachsenen ein Geheimnis hatten. Aber kein schönes Geheimnis, wie eine geplante Überraschung oder ein heimliches Geschenk etwa. Ihre Gesichter wurden grauer und ernster, es wurde hinter verschlossenen Türen getuschelt und Dinge schnell weggepackt, wenn wir unverhofft ins Zimmer kamen. Überall lagen mit einem Mal merkwürdige Verpackungen und unheimlich wirkende Unterlagen herum, und die Augen unserer Eltern waren oft rot und sorgenvoll. Vati war zu oft zu Hause und arbeitete bald nicht mehr. Normalerweise hätte uns ein Zu-Hause-Vati riesig gefreut, doch hier stimmte etwas ganz und gar nicht. War er zu Hause, hatte er fast immer seinen Bademantel an, vor dem ich bald schreckliche Angst bekam. Irgendetwas Furchtbares verband sich mit diesem Bademantel. Dann bekamen wir Westpakete außerhalb der Zeit. Wir hatten viel Verwandtschaft im »Westen« und zu jedem Feiertag wurden wir reichlich mit Paketen bedacht und freuten uns jedes Mal wie verrückt. Jeder Ostdeutsche kennt das Gefühl und den Geruch »Westpaket«. Alles war so aufregend fremd und spannend. Doch mit diesen Paketen stimmte etwas nicht, sie kamen zum einen ohne dass ein Feiertag in Sicht war, zum anderen war deren Inhalt irgendwie bedrohlich geworden.

Sonst waren Klamotten und Süßigkeiten geliebte Highlights, doch diese Pakete enthielten riesige Flaschen Vitaminsaft, die Mutti in der Küche hinter dem Waschbecken platzierte, wo wir Kinder nicht hinkamen. Wenn ich einen Schluck haben wollte, denn die Säfte erstrahlten in wunderschönen Farben, so sagte Mutti: »Nein Hanka, der Saft ist nur für Vati.« Mit der Zeit bekam ich eine so große Angst vor den Flaschen, dass ich kaum noch die Küche betreten konnte. Eines Morgens, als Mutti uns am Sonntag an den gedeckten Frühstückstisch rief, schlüpfte Vati an mir vorbei ins Elternschlafzimmer. Dabei ging sein Bademantel ein Stück auf, und ich sah zu meinem Entsetzen einen Schlauch aus dem Bauch meines Vatis kommen und einen Beutel mit einer beängstigenden Flüssigkeit. Ich rettete mich ins Kinderzimmer und steckte den Kopf unter mein Kopfkissen.

Vati kämpfte ein ganzes Jahr gegen die Krankheit – doch er verlor. Ich erinnere mich genau an den Tag, an dem uns Mutti zu den Nachbarskindern spielen schickte, um selbst nach Merseburg ins Krankenhaus zu Vati zu fahren. Wir waren sehr gern bei unseren Nachbarn, denn die Mädchen waren unsere Freude. Wir hatten hinter dem Neubau eine tolle Obstplantage und überhaupt eine Naturidylle und liebten es, draußen zu spielen. Wir bauten uns Buden und lagen auf Decken mit unseren Puppen im Gras oder bauten Schneemänner und Iglus im Winter. Doch dieses Mal spielten wir im Kinderzimmer, und als der Nachbarvati ins Zimmer kam, waren wir ins Spiel vertieft. Mit befremdlichen Ernst stand er im Türrahmen und sagte zu Antje und mir: »Kinder, euer Vati ist heute gestorben.«

Ich konnte mit diesen Worten irgendwie nichts anfangen und hätte eigentlich gern weitergespielt. Doch im Raum machte sich schreckliche Kälte breit, und die Erwachsenen holten uns ins Wohnzimmer. Ich verstand die Situation nicht und hatte schreckliche Angst vor dem, was nun folgen sollte. Schweigend aßen wir unser Abendbrot, und als Mutti dann klingelte, gingen wir in unsere Wohnung. Mutti war ganz schwarz angezogen und verweint. Im Wohnzimmer war es kalt, denn der Kachelofen war an diesem Tag nicht geheizt worden. Wir setzten uns mit Jacken um den gelben Esstisch im Wohnzimmer und das Oberlicht brannte hell. Antje und Mutti begannen zu weinen, doch ich konnte nicht mit weinen. Verzweifelt suchte ich in meinem Inneren nach Tränen, denn ich wollte doch unbedingt dazugehören. Ich wollte nicht einsam draußen stehen. Hilflos ging ich in unser Kinderzimmer und warf mich aufs Bett, vergrub meinen Kopf in den Kissen. Als Antje ins Zimmer kam, schämte ich mich wahnsinnig und tat so, als würde ich weinen, indem ich die Laute nachahmte. In meinen Ohren klangen diese so unecht und peinlich, dass ich noch mehr verzweifelte.

Wie dieser furchtbare Abend weiterging, weiß ich heute nicht mehr.

Am anderen Morgen ging das Leben weiter, als wäre nichts geschehen. Darüber, dass einer fehlte und was mit diesem passiert sei, sprachen wir nicht mehr. Der Friedhof, auf dem man Vati beerdigte, war direkt neben unserem Haus und neben der Obstplantage, in der wir so glücklich spielten. Zur Beerdigung nahm man uns nicht mit, und als dann die Masse an schwarzgekleideten Verwandten in unsere gemütliche Wohnung kam, war es irgendwie so, als handele es sich um ein normales Verwandtentreffen. Meine Mutti wollte uns von all dem Leid und dem Schmerz fernhalten und uns beschützen. Vati und Mutti haben nie mit uns über Vatis Krankheit gesprochen, doch als Kind spürt man trotz allem die nicht greifbare Bedrohung. Ich begriff damit auch, dass auch ich eines Tages sterben würde, bekam die schlimmsten Albträume und konnte nicht mehr einschlafen.

Aus einem schlimmen Traum erwacht man, und dann ist die Welt wieder in Ordnung, doch aus diesem Traum konnte ich nicht mehr erwachen. Er war für mich schreckliche Realität. So entschloss sich mein Hirn, dass Erlebte hinter Mauern aus Beton zu verschließen. Ich und meine Welt waren somit fürs Erste gerettet.

Wenige Jahre später entwickelten sowohl Antje als auch ich erste Zwänge. Da gab es den Kontrollzwang, der uns Kinder jeden Abend, nachdem Mutti im Bett lag, unsere Bettchen verlassen ließ, um hinter jeden Vorhang, unter jedes Bett und Regal zu schauen und jede Tür zu überprüfen, ob diese auch wirklich verschlossen war. Dann gab es den Zwang, wenn wir dann endlich wieder im Bett lagen, alle Verwandten der Reihe nach aufzuzählen, um diesen eine Gute Nacht zu wünschen. Hierbei war die Reihenfolge, die sich nach Bedeutung und Beliebtheit des jeweiligen Familienmitgliedes richtete, unbedingt einzuhalten. Machte eine von uns dahingehend einen Fehler, mussten wir von vorn beginnen. Mutti bekam davon nichts mit. Wir, Antje und ich, mussten unsere Welt jetzt beschützen, damit nie wieder etwas zu Schlimmes passiert, wir machten das unter uns aus.

Bis zu dem Tag, an dem Tante Grete starb.

Tante Grete war eine Großtante meiner Mutti und besuchte uns sehr selten. Sie war winzig klein und alt, und wenn ich sie bei ihren sehr seltenen Besuchen bei uns zu Hause vom Bahnhof abholen sollte, klammerte sie sich ganz in Pelz gewandet an meinem Arm fest. Ich weiß noch, dass mir das immer etwas peinlich war. Tante Grete war ein merkwürdiges Persönchen, doch wir Kinder mochten sie echt gern, denn wenn man mit ihr *Mensch ärgere Dich nicht* spielte, ärgerte sie sich so wunderbar, wenn sie verlor. Sie stampfte mit dem Fuß auf wie seinerzeit Rumpelstilzchen und fluchte in ihrer Mundart »Jeditt, jeditt, jeditt!«

Eines Tages teilte uns Mutti mit, dass Tante Grete verstorben sei, und half bei der Haushaltsauflösung. Von dort brachte sie einige Andenken an Tante Grete mit nach Hause, vor denen ich schreckliche Angst bekam. Ich erinnere mich vor allem an die Kreuzstich-Tischdeckchen, die Mutti im Kinderzimmer verteilte. Sie rochen leicht muffig und nach Holzschublade. Ich weiß noch, dass ich diese nicht berühren konnte, denn da war der Tod dran. Mit einem Hilfsgegenstand schob ich sie hinter den Schrank und konnte wieder an mein Schmuckkästchen, unter dem das »gefährliche« Deckchen lag. Doch am allerschlimmsten waren die Sammeltassen. Mutti sammelte diese und hatte sehr schöne Exemplare mitgebracht. Besonders an eine erinnere ich mich sehr genau. Sie war fast komplett goldfarben mit schwarzen Blumen und hatte einen gewellten Rand. Um 5 Uhr gab es bei uns wie in England immer Tee, und wenn ich hinter dem Schaukelstuhl hervorlugte und an meinem Platz diese Tasse gefüllt mit duftendem Orangentee stand, erstarrte ich zur Salzsäule und schrie. Alles gute Zureden machte es nur noch schlimmer, ich weigerte mich prinzipiell, aus diesen Tassen zu trinken. Dort war der Tod dran und drin.

Doch all diese ersten Zwangserscheinungen verblassten mit der Zeit, und ich verbrachte eine unbeschwerte Jugend. Erst nach dem zweiten traumatischen Erlebnis in meinem Leben im Jahr 1989, der »Wende«, brachen die Zwänge dann endgültig aus und sind bis heute geblieben.

Durch die Wende wurde meine einigermaßen wieder stabile Welt komplett vernichtet. Natürlich ist mir heute klar, dass dieses System wirtschaftlich keine Überlebenschance hatte. Das ist Fakt. Allerdings sind fast all die guten Werte, wie Gemeinschaftssinn und Solidarität untereinander, all die zwischenmenschlichen Errungenschaften eines Volkes, das zwar nicht so viel reisen konnte und keinen nennenswerten Luxus hatte, aber dafür über einen enormen Zusammenhalt und Gemeinschaftssinn verfügte, leider nahezu gänzlich mit verschwunden und durch eine Welt und deren Wertesystem ersetzt worden, mit der ich bis heute nur schwer zurechtkomme und in der ich mich noch immer nicht ganz zu Hause fühle. Alles ist weg, unsere Bücher, unsere Lebensmittel, unsere Möbel, unsere Musik, unsere Straßennamen – einfach alles, was mein Leben bis dato ausgemacht hat. All die geliebten Kleinigkeiten sind verschwunden und nirgendwo mehr zu finden, ausgenommen auf dem Trödelmarkt unserer Erinnerungen.

Ich fühlte mich damals schlagartig heimatlos und entwurzelt. Auch meine Zukunftsplanung krachte mit Schwung zusammen, und was da Neues auf mich zukam, machte mir Angst. Freunde, die dich besuchten, versuchten dir Versicherungen, Reisen oder Kosmetik zu verkaufen, und mein Studium war mit einem Schlag nur noch halb so viel wert. Durch die Medien erreichten mich schlimme Nachrichten von Krieg, Elend und Skandal – menschliche Abgründe taten sich auf, denn ich war diese Art von Sensationsjournalismus nicht gewöhnt. Dann klappte es nicht mit meiner Referendarstelle, die mein zweites Staatsexamen und mein Studium vervollständigen sollte.

Ich machte zum ersten Mal in meinem Leben mit Existenzangst Bekanntschaft. Ich bekam schreckliche Angst vor den neuen Lebensmitteln und misstraute mit der Zeit allem und jedem. Zwischenzeitlich arbeitete ich kurz in der Werbebranche und bekam den lukrativen Auftrag, die Toilettentüren einer neuen Techno-Diskothek zu gestalten, sodass die Geschlechter egal mit wie viel Promille ihren jeweiligen Bereich finden konnten. Ich entschied mich für einen geheimnisvollen Prinzen und für eine verwegene Kämpfer-Prinzessin, und als der DJ die ersten Platten auflegte, wusste ich, das ist ein passendes Versteck vor der Welt da draußen. So arbeitete ich einige Jahre dort und feierte, was das Zeug hält. Doch das Verhältnis zur Realität wurde auch dadurch immer schwieriger. Mittlerweile hatte ich komplett den Weg verloren, hatte keine Ziele, keine Hoffnung und wusste einfach nicht mehr, wer ich eigentlich war. Das zusammen war wohl der perfekte Nährboden für die Zwänge, denn diese schossen aus dem Boden wie Pilze.

22. KAPITEL

AUSZUG AUS MEINEM KLINIKTAGEBUCH, ZWEITER TEIL

Oder: Die Saat der guten Gedanken

Wer bin ich?

Gerade habe ich auf dem Weg zum Mittagessen unseren verantwortlichen Arzt getroffen, der mir zu meiner ersten gelungenen Exposition gratuliert hat. Man lobt mich für mein Durchhaltevermögen und für meine Kraft, diese erste Herausforderung so gut gemeistert zu haben. Doch irgendwie will mich das Lob des Experten nicht richtig erreichen, denn ich fühle mich noch immer extrem verloren und verwirrt, und in die Hoffnung auf den Behandlungserfolg mischt sich ein bedrückendes Gefühl der Trauer. Trauer um die verlorene Lebenszeit, über all die verlorenen Jahre des Zwangs. Fast fühle ich mich, als hätte ich ein falsches und irgendwie sinnfreies Leben geführt und überdenke jede Handlung und Entscheidung. Was hat mein Zwang entschieden und was ich? Wo bin ich überhaupt? Wer bin ich überhaupt?

Natürlich weiß ich, dass ich erst die ersten Mini-Schritte in Richtung Freiheit hinter mich gebracht habe, und dass noch ein sehr weiter, steiniger Weg vor mir liegt. Doch mit einem Mal steigen Zweifel in mir auf, mit denen ich um nichts in der Welt gerechnet hätte. Will ich überhaupt nach all den Jahren loslassen?

Ich kenne diese andere, freie Welt nicht, kenne nicht deren Regeln und weiß nicht, wie ich mich in ihr bewegen soll. Was ist denn eigentlich normal? Wie viel Mal wäscht man sich zum Beispiel am Tag die Hände, wie kauft man ein, wie duscht man sich, wie gefährlich ist auf der Straße laufen ohne hinzugucken wirklich? Wie machen das die Anderen?

Ich bin in dieser Welt nicht mehr zu Hause und fühle mich extrem verunsichert. Meine alte Befindlichkeit kann ich irgendwie nicht mehr so richtig erreichen und paradoxerweise habe ich fast Sehnsucht nach meiner alten Horror-Welt. Wie ein Alkoholabhängiger sehne ich mich nach dem Gefühl der Zwangshandlungen, nach deren Ausübung ich mich für einen kurzen Moment wieder zu Hause fühle. In meiner Horror-Fantasiewelt konnte ich sein, wer ich wollte, hatte kein Alter, kein Geschlecht, keine realen Zukunftssorgen.

Jetzt werden die Karten langsam auf den Tisch gelegt, und ich bin nicht sicher, ob ich sie sehen will.

Wohin nur mit mir …?

Die Saat der guten Gedanken

Morgen bin ich unfassbare vier Wochen in »meiner« Klinik. Ich fühle mich jetzt schon recht zu Hause hier, und die ganzheitliche Therapie zeigt wohltuend eine erste Wirkung.

Wenn ich überlege, wie meine Hoffnung auf Besserung meines Zustandes war, so würde ich diese vorher wohl mit 20 bis 30 Prozent angegeben haben. Da bin ich ja jetzt schon drüber, und ich bin noch nicht mal die Hälfte der Zeit hier, die für mich vorgesehen wurde. Ich komme gerade von einem wunderschönen Frühlingsspaziergang zurück, auf dem ich eine Kugel unwahrscheinlich leckeren Himbeereises verputzte. Der Chiemsee war heute Morgen fast komplett in Nebel eingehüllt, was, wie mir meine Tischnachbarin beim Frühstück verriet, ein Zeichen dafür ist, dass heute ein warmer und sonniger Tag werden wird. Bei meinem Spaziergang kam mir gerade ein wunderbarer Gedanke, der mich fast wie bei Pans ihrem Peter ein Stück weit fliegen lässt. Darum will ich ihn auch gleich hier aufschreiben, damit ich ihn ja nicht vergesse. Dieser Gedanke lautet wie folgt:

In den letzten Wochen habe ich hier in der Klinik so viel Neues und Spannendes über mich, meine Krankheit und die Leiden meiner Mitpatienten erfahren, haben mir so viele kluge, erfahrene und verantwortungsvolle Menschen täglich zu helfen versucht und meine Zwangs-Realität in Richtung wahrhaftige Realität geschoben, haben mit mir exponiert und mich aufgefangen, haben gemeinsam mit mir über mein Leben reflektiert und haben damit eine Saat der guten Gedanken in meinem Kopf gesät.

Heute beim Eisschlecken habe ich gefühlt, dass die Saat langsam aufgeht. Erste lichte Momente, Lichtblicke lassen mich erstaunen. Fenster öffnen sich in meiner Seele, die fest vernagelt waren, und ich glaube fest an die Hoffnung, dass es mir noch viel besser gehen kann, wenn ich weiter so mitziehe.

Noch immer ist die Angst mein ständiger Begleiter, doch ich habe einen Beschützer gefunden, der mit Mantel und Degen an meiner Seite steht, wenn mein Zwang seine Horror-CD einlegen will. Und die guten Gedanken sind mittlerweile fast genauso schnell zur Stelle wie die Zwangsgedanken. Sie schaffen es noch nicht immer, mich von den Zwangshandlungen abzuhalten, doch sie sind stets anwesend und werden stärker.

Ich habe verstanden, dass ich nicht der Zwang bin und dass es mich noch gibt, dass meine Vernunft siegen kann.

So viele studierte und erfahrene Psychotherapeuten müssen doch im Recht sein, sodass ich immer mehr darauf vertraue, dass meine Empfindungen im Zwang, obwohl sie sich so echt anfühlen, fehlgeleitet sind. Ich habe gelernt, den Therapeuten hundertprozentig zu vertrauen und mit ihnen Schulter an Schulter als Team im Kampf gegen den Zwang zu stehen. Es ist nicht immer leicht, na ja, um ehrlich zu sein, ist es gerade in den Expositionen sogar manchmal echt schwer, aber das Gefühl von Glück und Freiheit danach ist um so viel Tausend Mal besser als das nur kurzfristig beruhigende Gefühl nach einer Zwangshandlung.

Mein Kopf beginnt, sich immer von Neuem daran zu erinnern und daran zu glauben. Die schlechten Gedanken können zwar nicht gelöscht, aber in jedem Fall durch gute Gedanken überschrieben werden, und das spüre ich gerade am eigenen Leib. Ich fühle mich leicht und habe trotzdem nach jeder Exposition mehr Bodenhaftung. Auch mein Körpergefühl verbessert sich ständig, und ich habe viel über meinen Körper, meine Gedanken und Gefühle gelernt. Vor allem die Seminare in Achtsamkeit haben mir bei der Vereinigung zwischen Körper und Seele geholfen.

So, morgen früh habe ich dann auch wieder Achtsamkeit, das heißt, ich mache für heute erst einmal Schluss mit der Schreiberei, denn ich habe noch eine Runde Hausaufgaben zu absolvieren, heißt: Sitzmeditation üben. Ich möchte Doktor Metzner nicht enttäuschen.

23. Kapitel

DIE LETZTE KLAPPE

Oder: Der lange Weg aus meinen Gummistiefeln

Heute habe ich meinen Abreisetermin mitgeteilt bekommen.

In eineinhalb Wochen geht es also zurück nach Hause, in meine alte Welt, die gleichzeitig so neu für mich sein wird. Ich bin extrem aufgeregt und würde mich am liebsten hier im Schrank verstecken. Aber natürlich muss und will ich wieder nach Hause, denn da gehöre ich ja schließlich hin und meine Kätzchen warten bestimmt schon sehnsüchtig auf mich. Schön, dass Mutti sich so toll um die beiden kümmert. Doch was, wenn all die Sachen, die hier so super klappen, zu Hause überhaupt nicht mehr so gut klappen? Ich bin etwas verunsichert, das muss ich schon zugeben. Ich will auf keinen Fall die große Portion Freiheit, die ich hier erhalten habe, wieder hergeben, und das werde ich auch nicht. Andererseits bin ich extrem neugierig und fiebere meinem Zuhause entgegen, denn ich sehe schon jetzt im Kopf deutlich vor mich, welche Dinge bereits angstbefreit sind. Meine komplette Wohnung wird mir gehören, alle ehemaligen magischen Grenzen sind gefallen und ich werde auch endlich mein drittes Zimmer nutzen und einrichten können. Überhaupt ist das magische Denken dermaßen verringert worden, dass es nur noch manchmal kurz aufflammen möchte, aber durch die Macht der neuen guten Gedanken im Keim erstickt wird. Das tägliche Angstpaket ist nur noch sehr, sehr klein und hat sein Gewicht fast komplett verloren.

Jahrelang hebt meine Schwester für mich schon Kleidungsstücke auf, vor denen ich Angst bekam, die aber zu schön und /oder zu teuer waren, um sie wegzuwerfen. Endlich werde ich über eine ordentliche, gute Garderobe verfügen, und auch die Gummistiefel gehören weitestgehend der Vergangenheit an. Ich habe mir gestern neue, schicke Stiefel, mit Reißverschluss an der Seite, der bis zur Schuhsohle geht, gekauft. Sie liegen eng am Bein an und machen endlich mal einen schmalen Fuß.

Bis jetzt musste ich mir Schuhe so kaufen, dass ich sie beim Anziehen nicht berühren muss und auch oft eine Nummer größer, damit das freihändige Hineinschlüpfen unkomplizierter vonstattengeht. Soll ich mal aufzählen, was ich alles schon kann?

Also, ich kann/habe:

- laufen, ohne auf den Boden zu gucken,
- Essen berühren, ohne Angst vor der Verpackung, dem Tisch oder ähnlichem,
- Essen auch bis zum letzten Bissen aufessen,
- Türklinken, Fahrstuhlknöpfe, Fenstergriffe und Treppenläufe ohne Gummihandschuhe anfassen, und ich muss mir danach nicht zwingend sofort die Hände waschen,
- mir am Tag maximal 10 Mal die Hände waschen, statt vorher 60-80 Mal,
- in 15 Minuten geduscht und angezogen sein und komme prima in meine Unterwäsche,
- keine Angst mehr vor meinen Schuhen und Füßen,
- mit Socken über den Flur laufen, im Zimmer sogar schon barfuß,

- Menschen mit Schuhen in meinem Zimmer ertragen,
- kaum noch Zwangsgedanken und wenn, weiß ich, wie ich mit ihnen umzugehen habe,
- Toiletten benutzen und den Deckel, die Bürste und die Spülung ohne Hilfsmittel bedienen,
- Berührung ertragen und selber berühren,
- ohne Zwangshandlungen leben, und den Rest schaffe ich auch noch,
- von zehn Kämpfen am Tag mindestens acht gewinnen, Tendenz steigend,
- ein wohliges Gefühl in meinem Körper und gönne mir gutes Essen und Pflege,
- mir Ohrringe in die Ohren stecken und auch am Abend wieder herausnehmen,
- aufgehört, an meinen Haaren herumzuschneiden, sodass diese wieder wachsen können,
- ein Deodorant benutzen,
- den Anblick meines nackten Körpers im Spiegel ertragen,
- fast ohne Rückversicherungsfragen leben und habe dadurch keinen Fragezwang mehr.

Und noch so vieles mehr, das mir das Leben wahnsinnig leichter macht, das mich auf das Erwachen am Morgen freuen lässt, mich so viel verwirklichen und schaffen lässt, mir die Freiheit im Denken und Handeln zurückgibt, was mich fliegen und aus eigener Kraft wieder landen lässt, was mich gesund, zufrieden und hoffnungsvoll weiterleben lässt und – was kein anderer bemerken wird und wofür ich keinerlei Lob und Anerkennung von außen bekommen werde.

Kaum jemand wird sich mit mir richtig freuen und so stolz auf mich sein, wie es dieser harte Kampf und dieser so mühsam errungene Sieg eigentlich erfordern. Es ist, war und bleibt ein sehr einsamer Kampf.

In der Klinik bekommen wir enorme Hilfestellung und Anleitung, aber dennoch können nur wir uns da wirklich herausholen. Die errungenen Leistungen sind das, was alle anderen Menschen in deinem Umfeld jeden Tag ohne jedwede Anstrengung leisten, es ist eben »einfach nur normal«.

Nur wir wissen, wie schwer der Weg für uns ist, um an dieser Normalität teilnehmen und so auch der Einsamkeit entfliehen zu können. Nur wir können richtig stolz auf uns sein, und das bin ich. Ich bin so stolz auf meine neuen Gefühle und vernünftigen Gedanken, auf die Wärme und Leichtigkeit, die ich in mir spüre. Ich weiß aber auch, dass der Kampf draußen in jedem Fall weitergeht, und sogar noch ein Stück weit härter wird, als hier in der Klinik. Denn man wird vorerst wieder allein sein und mit alten, daheim gebliebenen Geistern zu kämpfen haben. Aber ich fühle genug Kraft und Überzeugung in mir, dass ich es dieses Mal viel besser schaffen kann. Ich werde nicht mehr aufgeben und jede meiner Handlungen, Gefühle und Gedanken achtsam prüfen, damit nur ich allein jede Entscheidung treffe, und nicht etwa der Zwang.

Die Experten sagen, dass das Gehirn circa drei Jahre benötigt, um alle Zwangsgedanken und Zwangsgefühlserinnerungen komplett zu überschreiben. Und selbst dann bleibt ein Rest der Zwangsstörung in uns, und wir müssen immer wieder aufpassen, dass der Zwang sich nicht wieder heimlich von der Seite in unser Leben mogelt. Doch wir können es schaffen, wir können ihn besiegen und unter Kontrolle halten. Die Klinik stattet uns mit dem nötigen Rüstzeug aus, mit Schild, Schwert, der Kraft und dem Wissen, damit wir für diesen Weg bestens gerüstet sind.

Ich hoffe, dass durch mein Buch viele Betroffene von meinem Weg und von meiner enormen Besserung erfahren, damit sie ermutigt werden, denselben Weg zu gehen. Ich wünschte, ich könnte den Glauben daran vermitteln, dass eine Klinik nicht das Ende und ein Aufgeben als Verlierer bedeutet, sondern dass hier offene, warme Arme auf einen warten, die einen auffangen und einem endlich umfassend helfen.

Wenn ich mir meine Mitpatienten so anschaue, alles kluge, tolle Menschen mit Lebensläufen, die sich oft überraschend ähneln und die durchaus im Leben angekommen sind, dann würde bei ihnen vermutlich kaum jemand eine psychische Störung vermuten oder gar im ersten oder zweiten Eindruck merken. Hier sind Menschen aus allen Schichten und Berufen: Studenten, Lehrer, Geschäftsleute, Künstler, Verkäufer oder Priester.

Ich hoffe so sehr, dass ich helfen kann, dass ich nützlich bin, dass man mir vertraut und dass ich dazu beitragen kann, dass sich der ein oder andere besser und verstanden fühlt, und den Mut bekommt, sich noch mehr helfen zu lassen, um seiner Einsamkeit und seinem Leid zu entfliehen. Wir können den Weg aus dem Teufelskreis nicht allein schaffen, und damit zu leben ist so irrsinnig schwer und anstrengend. Dieses Leben will ich nicht für Euch. Wir haben etwas Besseres verdient. Das Leben wartet auf uns. Ich werde versuchen, weiter für uns alle zu kämpfen und im Kampf gegen die Zwangserkrankung an Eurer Seite zu stehen.

Eure Hanka

So oder so ähnlich werde ich mein zweites Buch wohl enden lassen.

Das war vorerst meine letzte Eintragung in mein Kliniktagebuch.

Jetzt mache ich mein Auto, das noch immer artig in der Tiefgarage auf mich wartet, sauber, denn bald geht es ab in Richtung Heimat, in Richtung neues Leben in Freiheit.

24. Kapitel

VORWÄRTS IMMER – RÜCKWÄRTS NIMMER

Oder: Abschlussbericht Doktor Koch

Frau Rackwitz hat in unserer Klinik eine vollwertige Zwangsstörungsbehandlung erfahren, in der alles wie geplant gut funktioniert hat. Ausgehend davon, dass sie sich bereits vorher in vielen Punkten wirklich gut auskannte (sie hat ja Behandlungsvorerfahrungen und sich in ihrem ersten Buch schon viel mit Zwang beschäftigt), konnten wir zügig gerade in die Übungselemente der Behandlung, die sogenannte Expositionsbehandlung, einsteigen. Dabei wurde das gesamte Ausmaß ihrer Zwänge erst so richtig deutlich. Ganz nach ihrem Motto: »Vorwärts immer – rückwärts nimmer!« hat sie den in ihren Zwangsexpositionen zurückgewonnenen Handlungsspielraum (zum Beispiel ohne Zwangsrituale ihr Zimmer betreten zu können) gut halten können. In unserer gemeinsamen Exposition in ihrem zu Hause, haben wir sehen können, in welchen Bereichen sie durch Übungen hier in der Klinik, ziemlich gut klarkam, was sich bis zum heutigen Zeitpunkt noch weiter verbessert hat.

Wenn ich es recht in Erinnerung habe, waren wir zur Heimexposition auf dem Stand, dass sich ihr bislang durch die Zwänge massiv eingeschränktes Verhalten in ihren eigenen vier Wänden zu etwa 70 Prozent verbessern konnte. Zu diesem Zeitpunkt gingen wir sicher von einer Gesamtverbesserung ihres Zustandes von mindestens 50 Prozent aus, was schon einen sehr schönen Fortschritt bedeutet. Ihr Behandlungsfortschritt lag damit am oberen Ende dessen, was unsere Patienten hier im Haus erreichen.

Natürlich bleibt da noch eine »Soll-Seite«. Doch bis zum heutigen Zeitpunkt, also kurz vor ihrer Entlassung, konnte Frau Rackwitz ihre Zwangsstörung um etwa 70 Prozent verbessern. Einige Punkte werden noch auf der »Soll-Seite« verbleiben. Man muss bedenken, wie lange Frau Rackwitz bereits unter ihren Zwängen leidet, wie früh ihre Zwangsstörung begonnen hat, wie hoch der Anteil der Zwangshandlungen und des magischen Denkens bei ihr war und wie viele Folgeprobleme sie infolge dessen entwickelt hatte (zum Beispiel Depressivität, soziale Isolation, labiles Selbstwertgefühl, Essstörungen). Letztlich waren alle zentralen Lebensbereiche, wie Wohnen, eine mögliche Partnerschaft oder auch eine stabile berufliche Situation bei ihr eingeschränkt.

Was für neue therapeutische Schritte haben sich ergeben?

Ich denke, dass Frau Rackwitz vor der Behandlung das Ausmaß der Folgeprobleme ihrer Zwangsstörung etwas unterschätzt hat. Ich meine damit: überdauernde Einstellungen und Verhaltensmuster, mit sich selbst, den eigenen Emotionen und zwischenmenschlichen Anforderungen umgehen zu können. Das, was wir landläufig »die Persönlichkeit« nennen. Die Behandlung von Zwängen endet nicht mit der Durchführung von Zwangsexpositionen.

In einigen Punkten beginnt sie da erst! Wie viel Zeit habe ich mit dem Zwang verbracht? Wie viele »normale« Erfahrungen waren daher nicht möglich? Wie viele gute Erfahrungen waren daher nicht möglich – Erfahrungen, die uns als Normalbürger ohne Zwang gesund erhalten? Freundschaft, Partnerschaft, eine stabile berufliche Laufbahn und vieles mehr. Außerdem wurden doch einige Probleme deutlich, die sich durch einen erweiterten Handlungsspielraum erst ergeben: Wie begegnet sie fremden Menschen? Wie kann sie stabile freundschaftliche und vertrauensvolle Bindungen aufbauen und aufrechterhalten? Wie kann sie mit zwischenmenschlichen Enttäuschungen umgehen (zu denen es gar nicht kommen kann, wenn man sich derart isoliert)?

Durch diesen neuen Behandlungsabschnitt wurde Themen, wie ein gesunder Umgang mit Emotionen und die Bearbeitung von Problemen im zwischenmenschlichen Bereich möglich, die bislang durch die Zwänge quasi überlagert waren. Wir können uns das wie eine Art »nach-lernen« vorstellen. Erfahrungen, die wir mit halbwegs gesunder Entwicklung auf natürliche Weise machen. Solche »normalen« Lebenserfahrungen sind bei Zwängen eines solchen Ausmaßes ganz und gar nicht selbstverständlich. Was, wenn ich mal nicht wegen meiner Zwänge kann, sondern weil ich aus einem gesunden Selbstverständnis heraus auch mal nicht will? Dass muss man sich erst einmal trauen und sich auch so verständlich machen können, dass auch der Gegenüber etwas damit anfangen kann.

Wie geht es weiter für Hanka Rackwitz? Wie beurteilen Sie die Prognose?

Es geht ihr gut. Sie hat alle Chancen. Sie ist sehr intelligent, sehr artikuliert, kreativ und kann, wenn es darauf ankommt, sehr ausdauernd sein. Ich wünsche ihr auf jeden Fall, dass sie sich möglichst viel von dem erhalten kann, was sie hier erreichen konnte. Ein Leben mit Zwängen mag für den Betroffenen (vermeintlich!) sicherer erscheinen. Ein Leben ohne ein solches Korsett an Zwängen dürfte mit Sicherheit sehr viel mehr Lebensfreude bieten. Sofern Sie folgende Sorge haben sollten: Ihren temperamentvollen Stil und ihr Mundwerk wird sie deswegen nicht verlieren. Aber machen Sie sich gern Ihr eigenes Bild.

25. Kapitel

NACHWORT VON PROFESSOR ULRICH VODERHOLZER

Zwangsstörungen zählen zu den häufigsten psychischen Störungen in der deutschen Bevölkerung. Zumindest hat dies die neueste und aktuell beste epidemiologische Untersuchung in Deutschland ergeben. Gleichzeitig hat diese Untersuchung aufzeigen können, dass Patienten mit Zwängen im Vergleich zu anderen psychischen Erkrankungen zu einem geringeren Anteil fachgerecht behandelt werden. Bei Menschen mit Zwangsstörungen gibt es einen besonders hohen Anteil von Betroffenen, die keine Behandlung in Anspruch nehmen oder keine hilfreiche Behandlung finden.

Dafür gibt es vielfältige Gründe, die mit dem Krankheitsbild selbst, mit unserem Versorgungssystem, aber auch mit dem Kenntnisstand von Therapeuten und Ärzten zu tun haben. Zwangsstörungen wurden auch als »die heimliche Krankheit« beschrieben. Besonders häufig spielt sich die Erkrankung im Verborgenen ab, viele Zwangspatienten erscheinen nicht als auffällig. Dies hat bereits Sigmund Freud erkannt, der schrieb: »Solche Kranke können ihr Leiden durch viele Jahre als ihre Privatsache behandeln und verbergen. Auch leiden viel mehr Personen an solchen Formen der Zwangsneurose, als den Ärzten bekannt wird.« Dies gilt auch heute noch und wird durch eine Untersuchung bestätigt, die vor einigen Jahren in Nervenarztpraxen durchgeführt wurde: Bei einem bedeutsamen Anteil von Patienten, die wegen anderer psychischer Probleme beim Nervenarzt in Behandlung waren, ergaben ausführliche Nachuntersuchungen die Diagnose einer Zwangserkrankung. Die Betroffenen hatten auch gegenüber dem Nervenarzt ihre Zwangserkrankung verheimlicht. Einer der Gründe für diese Verheimlichung liegt in der ausgeprägten Scham für die meist übertriebenen, oft bizarr erscheinenden Zwangsgedanken und Zwangshandlungen, die die Patienten oft selbst als übertrieben und sinnlos erkennen. In meiner inzwischen 25-jährigen intensiven klinischen Erfahrung mit Menschen mit Zwangserkrankungen ist es mir selbst immer wieder passiert, das Ausmaß der Zwänge bei Betroffenen zu unterschätzen.

Auch wenn sich Menschen mit Zwängen in Behandlung begeben, neigen viele dazu, nicht das ganze Ausmaß ihrer Zwänge zu berichten. Oftmals offenbaren erst genaue Verhaltensbeobachtungen oder ein Besuch in der Wohnung der Patienten das wahre Ausmaß der Zwänge. Die nicht selten sehr komplexen Rituale können den Alltag zum Gefängnis machen, das Sozialleben erheblich einschränken und eine geregelte Berufstätigkeit verhindern. Im weiteren Verlauf der Zwangserkrankung entwickelt sich hieraus ein Teufelskreis, der für die Aufrechterhaltung einer chronischen Zwangserkrankung verantwortlich ist: Zwänge führen zu sozialer Isolation, sie machen einsam und verhindern, dass andere Menschen die Wohnung betreten können. Durch fehlende Sozialkontakte und Erwerbsunfähigkeit wird das Leben immer leerer und sinnloser. Irgendwann haben die Zwänge immer mehr die Funktion, diese Leere auszufüllen.

Ein weiterer Grund für den geringen Anteil fachgerecht behandelter Zwangspatienten liegt aber auch in der Unkenntnis über die inzwischen sehr guten Behandlungsmöglichkeiten. Zwangsstörungen, früher Zwangsneurosen genannt, haben einen tief verwurzelten schlechten Ruf als hartnäckige und chronische Erkrankungen. Die Überzeugung, dass eine Therapie – sowohl mit Medikamenten als auch mit Psychotherapie – nur wenig Aussicht auf Erfolg hat, ist weiterhin weit verbreitet. Zu einem großen Teil ist dieser Ruf heute nicht mehr gerechtfertigt. Die Verhaltenstherapie und daran anknüpfende Verfahren bieten sehr gute und spezifische Behandlungsmöglichkeiten, mit deren Hilfe viele Menschen ihre Zwänge auf ein erträgliches Maß vermindern können. Immer wieder wird angezweifelt, dass eine Reduktion der Zwangssymptomatik wirklich dazu führt, dass es Betroffenen im Leben besser geht. Nicht nur meine eigene klinische Erfahrung, sondern auch viele Studien haben belegen können, dass weniger Zwangssymptome auch zu besserer Stimmung und viel mehr Lebensqualität führen.

Schließlich ist der vergleichsweise geringe Anteil spezifischer Behandlungen bei Zwangserkrankungen auf die leider absolut inakzeptable Situation zurückzuführen, dass die wirksamsten Therapiemethoden bei Zwangsstörungen, vor allem die Exposition mit Reaktionsmanagement, immer noch viel zu wenig angewendet werden. Dabei muss natürlich auch berücksichtigt werden, dass eine solche Behandlung mit einiger Überwindung und Bedenken seitens der Betroffenen verbunden ist, ihre oft über viele Jahre vertrauten Zwangsrituale aufzugeben.

Das vorliegende Buch von Frau Rackwitz ist ein exzellentes und nützliches Buch. Ich hoffe sehr, dass es möglichst viele Menschen mit Zwängen und Ängsten, aber auch Ärzte und Therapeuten und am Thema Zwangserkrankungen interessierte Menschen lesen. Das Buch veranschaulicht viele Erfahrungen und Erkenntnisse über Zwänge: ihre Chronizität, die Verheimlichung, die oft über viele Jahre fehlende spezifische Behandlung, aber auch die Methoden und Abläufe einer effektiven Behandlung.

Frau Rackwitz hat sich bewusst dafür entschieden, ihre Erkrankung nicht zu verheimlichen. Ich bin sicher, dass dies sehr vielen Menschen helfen kann, spezifische Hilfe aufzusuchen und sich einer Behandlung zu stellen, auch wenn diese immer auch eine Herausforderung darstellt und viel Einsatz und Ausdauer von den Betroffenen verlangt.

Prien, im Dezember 2017

Ulrich Voderholzer